Irmgard Fortis, Johanna Kriehuber, Ernst Kriehuber

Ernährung bei Gastritis

4., überarbeitete Auflage

maudrich

Bibliografische Information der Deutschen Nationalbibliothek
Die Deutsche Nationalbibliothek verzeichnet diese Publikation in der Deutschen National-
bibliografie; detaillierte bibliografische Daten sind im Internet über http://dnb.d-nb.de
abrufbar.

4. Auflage 2017
Copyright © 2008 maudrich Verlag, Wien
Facultas Verlags- und Buchhandels AG

Bildnachweis:
S. 6, 16, 18, 21, 22, 24, 33, 34, 35, 38, 39, 42, 48, 60: fotolia.com
S. 41, 44: istockphoto.com
S. 20: neomed-gmbh.de
S. 26, 40, 64, 72, 80, 88, 94, 114, 126, 138: Victoria Posch und Esther Karner, Wien
Druck: Ferdinand Berger & Söhne, Horn
Lektorat: Sigrid Nindl, Wien
Satz: Florian Spielauer, Wien
Covergestaltung: studiob.a.c.k. und Facultas Verlags- und Buchhandels AG
Coverbild: Victoria Posch und Esther Karner
ISBN 978-3-99002-054-8

INHALTSVERZEICHNIS

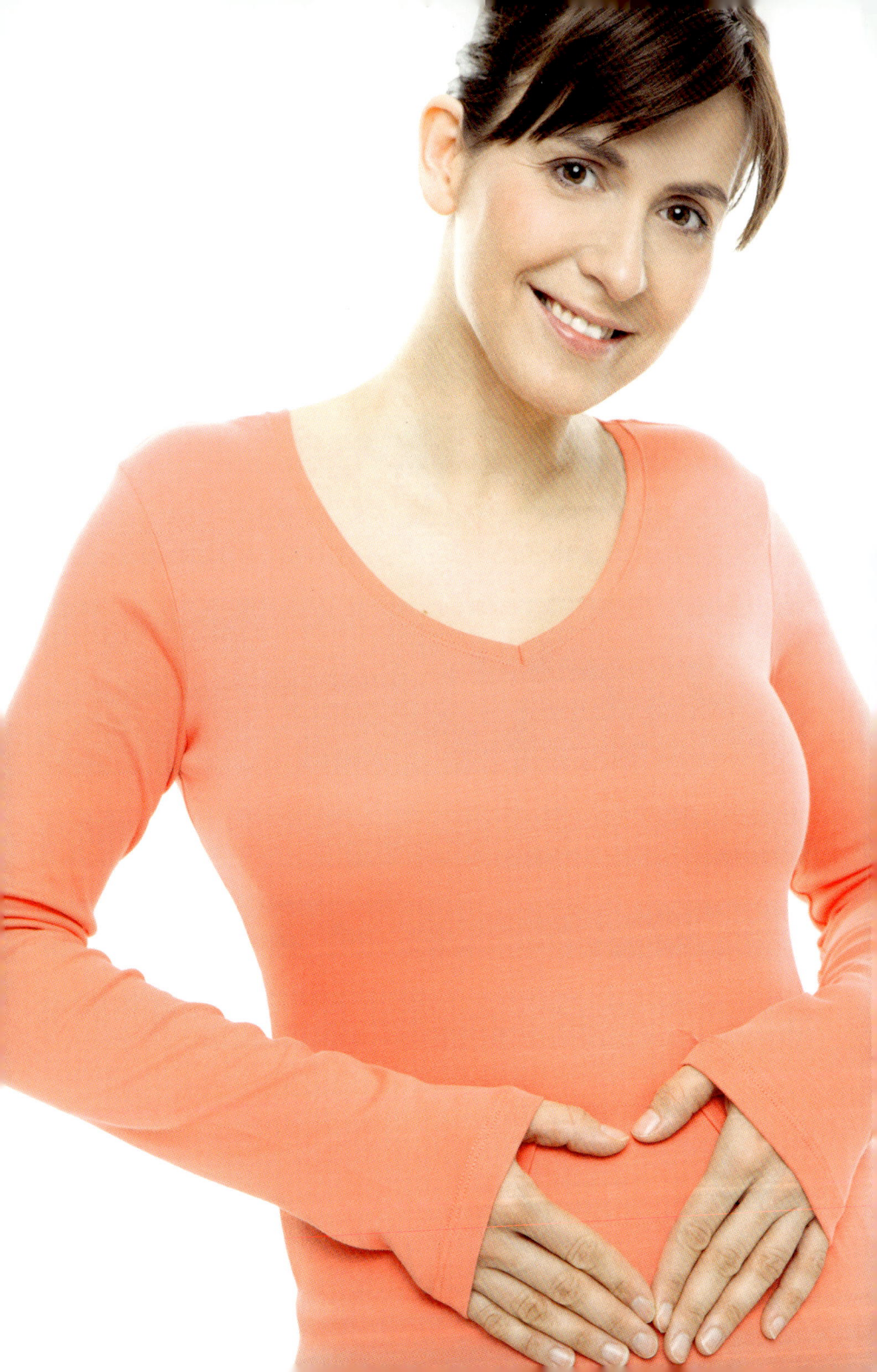

ALLGEMEINES ZU ERNÄHRUNG UND VERDAUUNG

Wie funktioniert Verdauung?

Um vom Körper aufgenommen zu werden, müssen die komplexesten Gerichte buchstäblich in einzelne Moleküle und Teile von Molekülen aufgespaltet werden. Das ist Aufgabe der Verdauung.
Gleichermaßen wichtig für eine gute Verdauung sind die mechanische Zerkleinerung im Mund und Magen sowie die „molekulare" (chemische) Zerkleinerung, vor allem im Magen und in den ersten Darmabschnitten.

Wo beginnt die Verdauung?

Die Verdauung beginnt mit der mechanischen Zerkleinerung der Mahlzeit im Mund. Zu heiße oder zu kalte Speisen werden damit auf Körpertemperatur gebracht. Einige der im Speichel enthaltenen Stoffe wirken gegen Bakterien. Andere Speichelinhaltsstoffe beginnen mit der molekularen Verdauung.

Tipp

Die Arbeit, die nicht durch Kauen verrichtet wird, muss der Magen leisten! Schonen Sie Ihren Magen durch gründliches Kauen und nicht zu hastiges Essen! Speisen sollten gründlich gekaut werden, bevor sie geschluckt werden.

Das Schlucken: Nichts geht von allein!

Da man normalerweise in aufrechter Körperposition schluckt, nimmt man an, die Beförderung der Speisen in den Magen wäre allein eine Frage der Schwerkraft. Weit gefehlt! De facto wird der Speisebrei nach dem Eintritt in die Speiseröhre aktiv durch wellenförmige Bewegungen der Speiseröhre in den Magen gepresst. Das funktioniert so gut, dass man sogar im Kopfstand Nahrung schlucken kann! Der Übergang der Speiseröhre zum Magen wird durch einen Muskel verschlossen, der sich nur beim Schluckakt öffnet. Ein Nebeneffekt des Schluckvorgangs ist die Entfernung von eingetretenem Magensaft aus der Speiseröhre.

Wie ist der Magen aufgebaut?

Man kann sich den Magen in leerem Zustand als einen schmalen Schlauch vorstellen, der innen von sehr spezialisierter Schleimhaut ausgekleidet ist. Diese Schleimhaut wird von kräftigen Muskelpaketen umfasst. Der Magen kann 2–4 Liter Speisebrei speichern und verarbeiten. In leerem Zustand hat er ein Fassungsvermögen von weniger als ½ Wasserglas.

Die große Aufnahmefähigkeit des Magens ermöglicht es, dass wir mit wenigen größeren Mahlzeiten pro Tag auskommen. Der Pförtnermuskel sorgt dafür, dass alle Stoffe genügend lange im Magen verbleiben und ausreichend mit Verdauungssäften versetzt werden. Diese werden dann langsam und gleichmäßig dem Darm zugeführt.

Man unterscheidet einige funktionell verschiedene Magenabschnitte

❶ Der Mageneingang (Cardia) stellt den Übergang zwischen Speiseröhre und dem Magen dar.

❷ Der Magenfundus liegt höher als der Mageneingang. In diesem Bereich sammelt sich in der Regel die mit der Nahrungsaufnahme verschluckte Luft.

❸ Der Magenkörper (Corpus) macht den größten Anteil des Magens aus.

❹ Das Antrum stellt eine Erweiterung kurz vor dem Magenausgang dar.

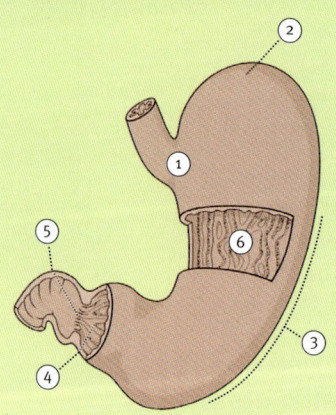

❺ Der Magenausgang (Pylorus) stellt den Übergang zum ersten Abschnitt des Darmes dar. Dieser Übergang wird genauestens überwacht und kann durch einen eigenen Pförtnermuskel verschlossen werden.

❻ In Falten gelegte Schleimhaut vergrößert die innere Oberfläche des Magens und unterstützt eine effiziente Verdauung.

Makroskopischer Aufbau des Magens

① Cardia, ② Fundus, ③ Corpus,
④ Antrum, ⑤ Pylorus,
⑥ Schleimhautfalten (durch Fensterung)

Die Kenntnis, welcher Magenabschnitt von der Gastritis befallen ist, kann dem behandelnden Arzt/der behandelnden Ärztin Rückschlüsse auf Ursache und Heilungschancen erlauben.

Aufgaben des Magens

Neben der mechanischen Zerkleinerung von Speisen erfüllt der Magen weniger bekannte, hoch spezialisierte Funktionen:

···> **Der Magen säuert den Speisebrei an**
Teile der Schleimhaut sind in der Lage, Säure zu produzieren. Im Vergleich zu Säuren, die wir aus unserem Alltag kennen (z. B. Essigsäure im Essig), ist die Salzsäure, die der Magen produziert, fast 100-fach stärker! Und die Menge ist enorm: 2–3 Liter Magensaft werden pro Tag abgegeben.

···> **Ansäuerung bietet Schutz!**
Die Ansäuerung macht man sich seit Jahrtausenden zunutze, um Lebensmittel haltbar zu machen und vor Bakterien zu schützen. Auch der menschliche Körper kann durch Ansäuerung des Speisebreis zufällig mit der Nahrung aufgenommene Bakterien unschädlich machen.

···> **Ansäuerung ist nötig für die molekulare Zerkleinerung der Nahrung**
Um Nahrung in kleinste Bestandteile aufzuspalten und dadurch nutzbar zu machen, bedient sich der Organismus kleinster Werkzeuge, sogenannter „Enzyme". Würde man ein Schnitzel in Magensäure legen, würde es Wochen dauern, bis es so weit verdaut wäre, dass der Körper seine Bestandteile nutzen könnte. Dank dieser Enzyme gelingt das bereits in Stunden. Da diese Magenenzyme nur in saurem Milieu funktionieren, ist die Ansäuerung des Speisebreis notwendig für die Verdauung.

···> **Der Magen bereitet die Aufnahme von wichtigen Nahrungsbestandteilen im Darm vor**
Vitamin B_{12} kann nur ins Blut aufgenommen werden, wenn es an bestimmte Substanzen gebunden ist. Diese „Trägermoleküle" werden von spezialisierten Zellen der Magenschleimhaut gebildet. Fehlen sie, kann das Vitamin nicht aufgenommen werden. Das Resultat ist Blutarmut, da rote Blutkörperchen durch den entstehenden Vitaminmangel nicht ausreichend gebildet werden können.

···> **Weiterleitung der Speisen in den Darm**
Sobald die Speisen im Magen ausreichend zerkleinert und verdaut wurden, werden sie in den Darm weitergeleitet.

Der Zwölffingerdarm (Duodenum)

In den ersten Darmabschnitten wird der Speisebrei weiter verdaut, bis nur mehr Bruchstücke der ursprünglichen Moleküle vorhanden sind. Dazu wird der Speisebrei mit Sekreten der Bauchspeicheldrüse (lat. „Pankreas") und Gallenblase vermengt. Nahrungsbestandteile, die im Magen noch nicht verdaut wurden, werden jetzt aufgeschlossen, bis wirklich nur mehr wenige „unverdauliche" Komponenten (u. a. sogenannte „Ballaststoffe") übrig bleiben.

Weitere Darmabschnitte

Die im Magen und Zwölffingerdarm aufgeschlossenen Nahrungsbestandteile werden über Umwege in die Blutbahn aufgenommen und vom Körper als Energielieferanten oder zum Aufbau eigener Substanz verwendet. Zuletzt wird dem Speisebrei Wasser entzogen. Die Dauer von der Aufnahme von Nahrung bis zur Ausscheidung beträgt in der Regel 1–2 Tage.

Unsere Nahrung bestimmt die Verdauung

Tipp

Die Art der Speisen bestimmt die Funktion des Magens. Essen Sie langsam, geben Sie dem Magen die Möglichkeit, sich auf die Speisen einzustellen.

Unsere Verdauung funktioniert nicht starr, sondern ist äußerst anpassungsfähig! Unterschiedliche Nahrung wird auch verschieden verdaut.

Jeder kennt an sich das Phänomen, dass einem beim Anblick von leckeren Speisen „das Wasser im Mund zusammenläuft". Mit anderen Worten: Bereits Augen und Nase bereiten den Verdauungsapparat auf kommende Ereignisse vor.

Weiters erkennt der Körper die Zusammensetzung der Speisen und stimmt Menge und Art der Verdauungssäfte sowie die Verweildauer in den jeweiligen Abschnitten des Verdauungstraktes darauf ab.

Magensäure – Freund oder Feind?

Magensäure bietet Schutz vor Infektionen und ist für die Verdauung unabdingbar. Allerdings spielt die Magensäure (und andere im Magensaft enthaltene Faktoren) bei einer Reihe von Erkrankungen des Verdauungstraktes eine wichtige Rolle.

⫶⫶⫶⟩ **Übersäuerung durch übermäßige Magensaftproduktion**
Dies kann zum Beispiel nach unmäßiger Aufnahme von Speisen oder Getränken, die die Säureproduktion anregen (Bohnenkaffee, Alkohol etc.), der Fall sein.

⫶⫶⫶⟩ **Eine geschwächte Magenschleimhaut kann ihre schützende Funktion nicht mehr wahrnehmen.**
Der schützende Schleimüberzug des Magens oder des Zwölffingerdarms kann durch eine bakterielle Infektion mit dem Keim Helicobacter pylori oder durch die Nebenwirkungen von Schmerzmitteln geschädigt sein. In diesem Fall können die Verdauungssäfte empfindliches Gewebe zerstören und so Entzündungen und die Bildung eines Geschwürs (Ulkus) verursachen.

⫶⫶⫶⟩ **Magensäure und Verdauungsenzyme gelangen an Stellen, die nicht ausreichend vor den Wirkungen der Verdauungssäfte geschützt sind.**
Das ist der Fall, wenn bei unzureichendem Verschluss des Mageneingangs Magensaft in die Speiseröhre zurückfließen kann (Reflux).

Balance ist wichtig!

Schützende (gastroprotektive) Faktoren

⫶⫶⫶⟩ intakte Schleimhaut

⫶⫶⫶⟩ magenschonende Ernährung

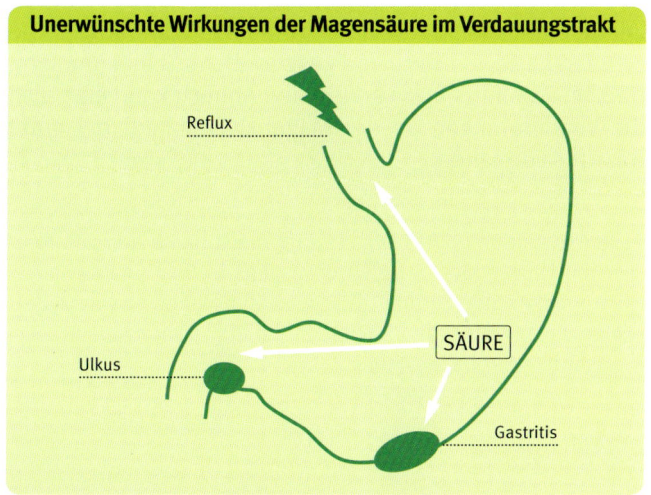

Unerwünschte Wirkungen der Magensäure im Verdauungstrakt

Reflux

Ulkus

SÄURE

Gastritis

Schädigende (gastroaggressive) Faktoren

---> Stress

---> einige Medikamente

---> Alkohol

---> Nikotin

---> bakterielle Schleimhautschädigung

---> Übersäuerung

---> schlechte Magenmotorik

Was ist Sodbrennen?

Beim Sodbrennen spürt man einen brennenden oder kratzenden Schmerz hinter dem Brustbein, also dort, wo die Speiseröhre in den Magen mündet. Diese Empfindung wird durch den stark sauren Mageninhalt erzeugt, der in die Speiseröhre zurückfließt, wenn der Magen überdehnt ist und den Schließmuskel zwischen Magen und Speiseröhre aufdrückt (Reflux). Das Sodbrennen tritt meist dann auf, wenn man sich nach vorne neigt oder flach hinlegt. Auch beim Heben schwerer Lasten oder anderer körperlicher Anstrengung kann es zu Sodbrennen kommen.

Was ist eine Entzündung?

Eine Entzündung ist eine Abwehrreaktion des Körpers gegen unerwünschte Bakterien, Viren oder andere schädigende Einflüsse. Ein Beispiel für eine Entzündung ist die schmerzhafte, gerötete und geschwollene Schleimhaut im Hals im Rahmen einer Verkühlung. Ähnlich kann man sich die Veränderungen an der Magenschleimhaut bei einer Gastritis vorstellen.

Die Entzündung eines Organs wird meist durch den lateinischen Namen des betroffenen Organs in Kombination mit der griechischen Endung „itis" gekennzeichnet, so wird z. B. eine Entzündung der Speiseröhre (lat. „Ösophagus") als „Ösophagitis" bezeichnet.

Was ist Gastritis?

⤳ Gastritis heißt wörtlich „Entzündung des Magens".

⤳ Genauer betrachtet beschränkt sich die Entzündung auf das Gewebe, das den Magen auskleidet: die Magenschleimhaut. Praktisch stellt sie eine Entzündung der Magenschleimhaut dar.

Die Gastritis kann in zwei unabhängigen Formen auftreten:

⤳ akute Gastritis

⤳ chronische Gastritis

Akute Gastritis

Akute Gastritis ist gekennzeichnet von **plötzlich** auftretenden Symptomen:

⤳ Übelkeit, Brechreiz

⤳ brennende, krampfartige Schmerzen in der Magengegend, im Oberbauch, aber auch im Rückenbereich

⤳ Sodbrennen

⤳ Appetitlosigkeit

⤳ Völlegefühl und Blähungen

⤳ Aufstoßen

Ausdruck der akuten Schleimhautschädigung sind oberflächliche Defekte (Erosionen) und Blutungen der Magenschleimhaut. Unter dem Mikroskop sind Entzündungszellen zu erkennen.

Prognose

Bei Therapie erfolgt meist eine rasche und komplette Rückbildung.

Risiken

Es kann zu einer Magenblutung kommen, die man daran erkennt, dass Erbrochenes dunkelbraun bis schwarz „kaffeesatzartig" (Hämatemesis) oder der Stuhl schwarz gefärbt ist (Meläna).

Ursachen

Schädigung durch aufgenommene Substanzen

⤳ unbekömmliche oder verdorbene Nahrung

⤳ Alkoholexzess (im Extremfall mit Blutungen verbunden)

⤳ Nikotin

⤳ Medikamente (Cortison, Aspirin, Dauereinnahme von Schmerzmitteln)

⤳ Verätzungen durch das Trinken von Säuren und Laugen

Akute Begleiterkrankung von anderen Erkrankungen

⤳ Infekte

⤳ Niereninsuffizienz (urämische Gastritis)

⤳ Strahlentherapie

Stress

⤳ Umweltstress (private, berufliche Belastungssituationen)

⤳ PatientInnen in der Intensivmedizin

⤳ akut auftretender Stress im Rahmen von Operationen

Therapie

- richtet sich nach der Grunderkrankung
- Nahrungskarenz von 24–36 Stunden, anschließend Tee, Haferschleim und Zwieback
- Vermeidung von auslösenden schädigenden Stoffen (Alkohol, Nikotin, Kaffee, Fehlernährung)
- Hemmung der Magensäure (Antazida)
- Regulation der Darmmotorik (Spasmolytika)
- Unterdrückung des Brechreizes (Antiemetika)
- bei starkem Erbrechen intravenöse Flüssigkeit und Elektrolyte
- lokale Wärmeanwendung wird subjektiv als angenehm empfunden

Tipp

Bei anhaltenden Beschwerden unbedingt einen Arzt aufsuchen.

Chronische Gastritis

Welche Formen von chronischer Gastritis kennt man?

Im Unterschied zur akuten Gastritis dauert eine chronische Gastritis Wochen bis Monate. Da die akuten Beschwerden fehlen, bleibt sie oft lange unentdeckt.

Allen Formen der chronischen Gastritis ist gemeinsam, dass eigenständige und spezifische Symptome fehlen. Die PatientInnen berichten im Allgemeinen über unspezifische Beschwerden, Appetitlosigkeit und Druck in der Magengegend. PatientInnen mit einer Typ-A-Gastritis fallen eher durch Symptome auf, die durch Anämie (Blutarmut) bedingt sind, z. B. Müdigkeit oder Blässe.

1) Typ A: die A(utoimmun)-Gastritis

Die Typ-A-Gastritis ist eine Autoimmunkrankheit, bei der das Immunsystem „irrtümlich" bestimmte Zellen in der Magenschleimhaut, sogenannte „Belegzellen", bekämpft. Diese Belegzellen produzieren neben Magensäure auch einen Stoff, der für die Aufnahme von Vitamin B_{12} ins Blut unabdingbar ist. Ohne B_{12} funktioniert die Blutbildung nicht mehr normal. PatientInnen mit dieser Gastritisform leiden häufig an Blutarmut.

⤑ **Betroffene Stellen:** Fundus und Corpus

⤑ **Therapie:** bei Blutarmut Verabreichung von Vitamin-B_{12}-Injektionen

> PatientInnen mit dieser Gastritisform weisen eine erhöhte Häufung von Magenkrebs auf!

Autoimmunerkrankung

Das Immunsystem des Körpers bekämpft normalerweise Bakterien und andere Keime, die unliebsame Entzündungen verursachen. In (zum Glück) seltenen Fällen wendet sich das Immunsystem gegen den Körper selbst und bekämpft körpereigene Strukturen. Das Resultat davon sind sogenannte „Autoimmunerkrankungen" wie Typ-B-Gastritis, Typ-1-Diabetes oder Schuppenflechte.

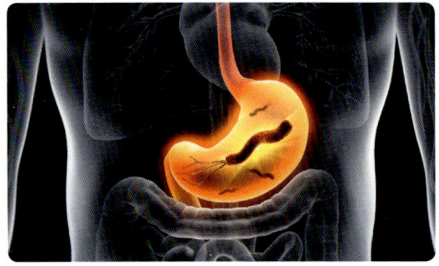

2) Typ B: Die B(akterielle)-Gastritis

Die Typ-B-Gastritis wird durch das Bakterium *Helicobacter pylori* verursacht. Sie ist die häufigste Form der chronischen Gastritis und tritt meist im fortgeschrittenen Alter auf. Dabei handelt es sich um eine Präkanzerose, d. h. aus der chronischen Entzündungsreaktion kann Magenkrebs entstehen.

---▷ In Österreich sind ca. 10 % der EinwohnerInnen unter 30 Jahren mit dem Keim infiziert. Dabei muss festgehalten werden, dass dessen Vorhandensein noch keine Gastritis verursachen muss. Viele Menschen tragen diesen Keim in sich, ohne je an einer Gastritis zu erkranken.

---▷ **Betroffene Stellen:** Antrum

---▷ **Therapie:** Bekämpfung der Bakterien mit Antibiotika (siehe S. 19)

Bakterien im Magen

In der Medizin vollziehen sich heutzutage nur noch wenige echte Revolutionen. Die Entdeckung, dass sich im ungemütlichen Milieu des Magens ein Bakterium namens Helicobacter pylori aufhalten kann, hat hingegen die Fachwelt überrascht. Noch größer war das Erstaunen, als herauskam, dass ebendieser Schädling für eine große Anzahl der auftretenden Magengeschwüre verantwortlich zu sein scheint. Und nicht nur das: Auch gewisse Krebserkrankungen können auf sein Konto gehen. In der Vorstufe dieser schwereren Erkrankungen kann zu Beginn eine Phase mit unspezifischen Magenbeschwerden stehen, die auch Sodbrennen beinhalten können.

3) Typ C: Die C(hemische)-Gastritis

Die Typ-C-Gastritis entsteht infolge einer Reizung durch chemische Substanzen. Bestimmte chemische Substanzen können die Magensäureproduktion anregen oder die Schutzschicht der Magenschleimhaut schwächen. Regelmäßiger Alkohol- oder Nikotinmissbrauch können zum Beispiel die Typ-C-Gastritis hervorrufen.

···⟩ **Betroffene Stellen:** pylorusnah

···⟩ **Therapie:** Vermeiden von Fehlernährung bzw. auslösenden Substanzen

Magen- und Zwölffingerdarmgeschwür (Ulcus duodeni)

Definition

Magen- und Zwölffingerdarmgeschwüre sind gutartige Geschwüre an der Innenwand von Magen und Zwölffingerdarm. Im Gegensatz zur Schleimhauterosion bei Gastritis sind bei einem Geschwür (Ulkus) auch tiefere Wandschichten betroffen. Eine nicht therapierte Gastritis kann sich gegebenenfalls zu einem Ulkus entwickeln. Beim Magengeschwür (Ulcus ventriculi) besteht ein erhöhtes Risiko für eine bösartige Entartung. Das Zwölffingerdarmgeschwür zeichnet sich durch eine hohe Rückfallneigung aus.

Symptomatik

Eine spezifische Ulkussymptomatik gibt es nicht. Auch ist es nicht möglich, eine klare Differenzierung beider Ulkusformen (Magen- bzw. Zwölffingerdarmgeschwür) anhand der angegebenen Beschwerden vorzunehmen. Sehr häufig treten im Oberbauch lokalisierte (epigastrische) Schmerzen auf, es kommt zu Übelkeit und einem dumpfen Druckgefühl im Bauchraum. Diese Schmerzen sind besonders ausgeprägt nach längeren Phasen ohne Nahrungsaufnahme (z. B. Morgenstunden).

Ursache

Eine Infektion mit dem Helicobacter pylori ist die wichtigste Krankheitsursache. So weisen etwa 95 % aller Zwölffingerdarmgeschwür-PatientInnen eine Infektion mit diesem Keim auf, gleichfalls haben ca. 70–75 % der PatientInnen mit Magengeschwür eine Helicobacter-pylori-Gastritis. Bei Magengeschwüren scheint zusätzlich die schützende Wirkung des Schleimüberzugs geschädigt zu sein. Manchmal liegt die Ursache für die Entstehung von Magen- und Zwölffingerdarmgeschwüren auch in der Langzeitanwendung von Schmerzmitteln. Auch Rauchen kann die Entwicklung eines Ulkus begünstigen.

Therapie

Beim Nachweis einer Helicobacter-pylori-Infektion ist eine Eradikationstherapie durchzuführen. Bei negativem Befund können für eine symptomatische Therapie auch Säureblocker, Magenschutzmittel oder Mittel, die die Magenaktivität anregen, eingesetzt werden.

Häufig verschriebene Medikamente

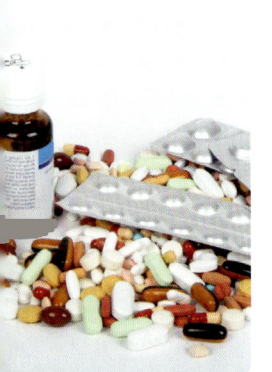

Die folgende Information dient zum besseren Verständnis einer eventuell bestehenden Therapie. Keinesfalls sollten Sie eigenmächtig eine medikamentöse Therapie ohne ärztliche Beratung beginnen oder verändern.

Gastroprotektiva: gut für die Schleimhaut

Gastroprotektiva (Magenschutzmittel) wirken auf unterschiedliche Arten:

⤑ Eine Gruppe wirkt direkt durch Ausbildung eines Schutzfilmes auf der Schleimhaut oder über bereits bestehende Verletzungen.

⤑ Eine andere Gruppe von Medikamenten wirkt indirekt: Sie fördert die Durchblutung der Schleimhaut und die Schleimproduktion.

⤑ Beide Medikamentenarten werden häufig zur Vorbeugung von Schädigungen des Magens angewendet, beispielsweise in Verbindung mit einer längeren Therapie mit schmerzstillenden Medikamenten.

Antazida: neutralisieren die Säure

Antazida (Säureblocker) sind in der Lage, überschüssige Magensäure zu neutralisieren bzw. zu binden. Sie verringern allerdings nicht die tatsächliche Säureproduktion und sind insofern vor allem zur Symptombekämpfung bei Akutbeschwerden geeignet.

Antazida enthalten häufig Aluminium- und Magnesiumsalze im Gemisch. Neuere Präparate ordnen die enthaltenen Stoffe auf eine spezielle Art und Weise an und erhöhen dadurch den Säureschutz.

Die Wirkung von Antazida beginnt bereits nach wenigen Minuten. Der Wirkungseintritt erfolgt in der Regel innerhalb einer Stunde.

Protonenpumpeninhibitoren: hemmen die Säureabgabe in den Magen
Protonenpumpeninhibitoren hemmen direkt die Entstehung von Magensäure. Dabei wird ein Eiweißstoff in Zellen der Magenschleimhaut gehemmt, der für die Bildung und den Transport der Magensäure ins Mageninnere verantwortlich ist.
Der Wirkungseintritt erfolgt zumeist nach etwa 1–2 Stunden. Die Wirkung kann bis zu 24 Stunden lang anhalten.

H₂-Blocker: blockieren die Säureproduktion
So wirken H₂-Blocker: H₂-Blocker blockieren die Wirkung von Gewebehormonen, die die Säuresekretion steuern. Die enthaltenen Wirkstoffe wirken zumeist länger und stärker als Antazida, allerdings sind auch stärkere Nebenwirkungen zu beachten.

Antibiotika: weg mit den Bakterien
Beim Nachweis eines helicobacter-pylori-positiven Zwölffingerdarm- oder Magengeschwürs können Arzt oder Ärztin eine Therapie durchführen, die die Keime restlos abtöten soll. Diese Therapie wird auch als „Eradikation" bezeichnet. Die Behandlung erfolgt in Kombination mit einem oder mehreren Antibiotika und säurehemmenden Arzneimitteln.
Die säurehemmenden Arzneimittel töten die Bakterien selbst nicht ab, verbessern aber oft die Wirksamkeit der Antibiotika.
Üblicherweise ist der Therapieerfolg nach einigen Wochen feststellbar.

Diagnostik

Gastroskopie (Magenspiegelung)
Eine Standarduntersuchung, die bei den meisten Formen von Magenbeschwerden, so auch bei Sodbrennen, empfohlen wird, ist die Gastroskopie. Hierbei kann über einen flexiblen Plastikschlauch mit Kamera, der nach Betäubung des Rachens über den Mund und die Speiseröhre bis in den Magen vorgeschoben wird, die Schleimhaut des Magens und der Speiseröhre beurteilt werden. Diese Untersuchung gewinnt ihre Bedeutung auch daraus, dass eine

gewisse Anzahl von Menschen mit Sodbrennen durch die ständige Säureeinwirkung an für den Körper ungewohnter Stelle eine Entzündung der unteren Speiseröhre entwickelt. Diese kann sich in seltenen Fällen über verschiedene Stadien hin zu einer Krebserkrankung entwickeln. Im Rahmen einer Gastroskopie kann eine stecknadelkopfgroße Gewebeprobe entnommen werden. Die Entnahme ist meist völlig schmerzfrei.

Gewebeuntersuchung/Biopsie

Diese Gewebeproben werden unter dem Mikroskop begutachtet: Erfahrene Ärztinnen können daraus eine Reihe wichtiger Informationen gewinnen. Die wichtigste Information besteht darin, ob das entnommene Gewebe „nur" Veränderungen aufweist, wie sie im Rahmen einer Gastritis oder anderer gutartiger Erkrankungen typisch sind, oder ob Anzeichen für eine Krebsentstehung vorliegen. Eine Biopsie schafft hier Sicherheit!

Helicobacter-Nachweis

Die gängigsten Tests für Helicobacter beruhen auf einer (fast) einzigartigen Fähigkeit dieses Bakteriums: Das Helicobacter ist nämlich in der Lage, einen bestimmten chemischen Stoff (Urea) in kleinere Bruchstücke aufzuspalten. Üblicherweise im Magen vorkommende Zellen können das nicht.

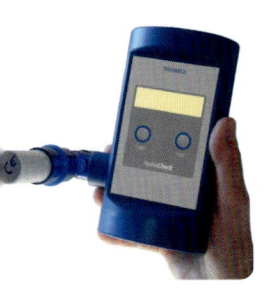

···> **Atemtest**

Beim Atemtest schluckt man eine kleine Menge dieses Stoffes (Urea), der auf chemische Art markiert ist. Ist kein Helicobacter im Magen zu finden, wird dieser Stoff ganz normal ausgeschieden. Ist Helicobacter vorhanden, wird der Stoff zerkleinert und die Bruchstücke gelangen über das Blut in die Lunge. Dort mischen sie sich mit der Atemluft und werden ausgeatmet.

Findet Ihr Arzt oder Ihre Ärztin in der Ausatemluft die markierten Bruchstücke, liegt der Verdacht nahe, dass Ihr Magen von Helicobacter pylori besiedelt ist.

···> **Helicobacter-Urease-Test (HUT)**

Nach einer Probenentnahme im Rahmen einer Gastroskopie wird das entnommene Gewebe direkt auf die Präsenz von Bakterien getestet, die Urea zerkleinern können. Dadurch kann indirekt auf das Vorhandensein von solchen Bakterien geschlossen werden.

⋯⋯> Helicobacter-pylori-Antigen-Test im Stuhl

Da immer kleine Mengen von Helicobacter in den Darm mitgerissen und mit dem Stuhl ausgeschieden werden, kann man sie dort mit sehr empfindlichen Methoden aufspüren. Dieser Test eignet sich vor allem dann, wenn andere Untersuchungsmethoden abgelehnt werden oder unmöglich sind (z. B. bei Kindern).

Blutabnahme

Eine Blutuntersuchung kann Hinweise darauf liefern, ob die Magenbeschwerden durch eine andere Erkrankung mitverursacht werden. Weiters hilft die Blutuntersuchung, abzuklären, ob eine Autoimmungastritis vorliegt und ob wichtige Blutbestandteile (rote Blutkörperchen, Vitamin B_{12}) infolge einer Autoimmungastritis verringert sind.

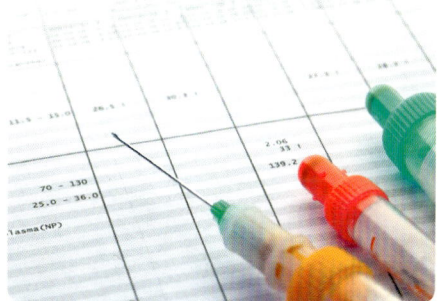

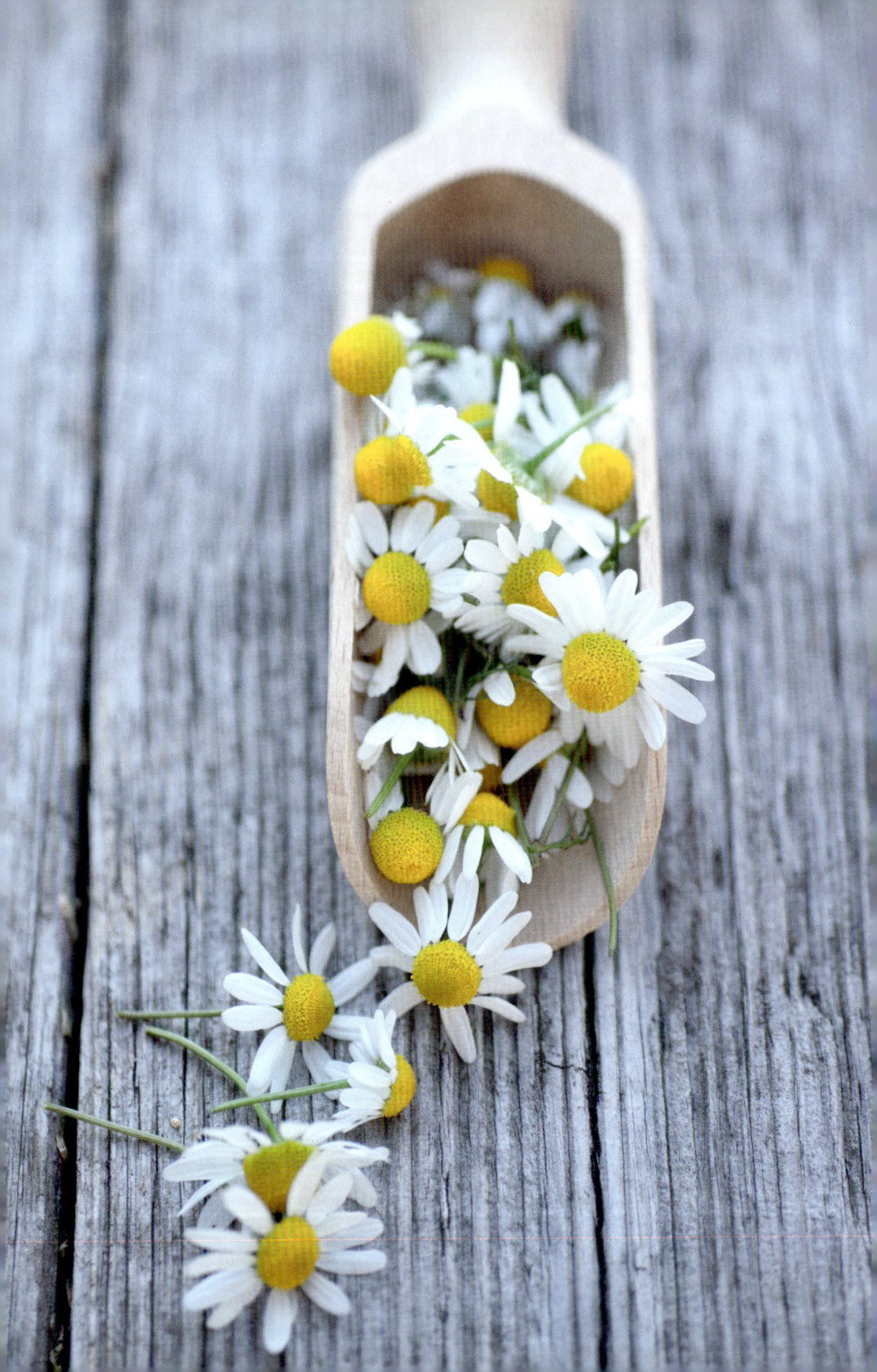

ERNÄHRUNG BEI GASTRITIS UND MAGENGESCHWÜR

Allgemeine Bemerkungen

┈┈> Ihre Ernährung wird nur in den seltensten Fällen der einzige Auslöser für Ihre Magenprobleme sein.

┈┈> Eine ausgewogene, fettarme Ernährung kann allerdings einen wesentlichen Beitrag dazu leisten, Ihren Magen zu entlasten und die Krankheit zur Ausheilung zu bringen. Ihr Körper wird ganz nebenbei von den Vorteilen der Ernährungsumstellung profitieren.

┈┈> Individuelle Unterschiede der Betroffenen in Bezug auf Verträglichkeit und Akzeptanz von Lebensmitteln machen das Aufstellen von genau definierten Ernährungsplänen nicht sinnvoll. Wir präsentieren Ihnen daher einige allgemeine Regeln und Ernährungsvorschläge. Probieren Sie selbst aus, welche Speisen Ihnen persönlich am besten zusagen.

> **Wichtig**
>
> Alles, was vertragen wird, ist erlaubt.

Was tun bei ...

Je nach Art und Intensität der Beschwerden schlagen wir unterschiedliche Kostpläne vor.

Akute Beschwerden

┈┈> Teepause einlegen, eventuell ausgewählte feste Nahrung

┈┈> 1–3 Tage

┈┈> Kostpläne ab S. 48, Rezepte ab S. 61

Verabreichung von

┈┈> ungesüßtem Tee (z. B. Fenchel, Kamille, Pfefferminz)

┈┈> Zwieback

┈┈> getoastetem Weißbrot

┈┈> Knäckebrot

┈┈> Schleimsuppen

> Das Abklingen akuter Beschwerden ist nicht mit der Abheilung der Gastritis gleichzusetzen. Beginnen Sie deswegen äußerst vorsichtig und langsam mit dem Kostaufbau!

Ausklingende akute Beschwerden

┈┈▷ Aufbaukost (Übergang von der Teepause zu leichter Dauerkost)

┈┈▷ 7–10 Tage

┈┈▷ Kostpläne siehe S. 49, Rezepte ab S. 66

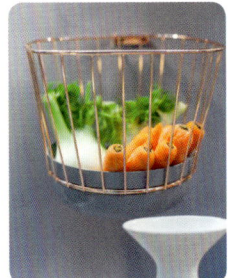

Zur Auswahl stehen:

┈┈▷ leicht verdauliche Gemüsesorten (Karotten, Fenchel, Zucchini, weißer Spargel, Spinat, Brokkoli)

┈┈▷ gekochter/gedünsteter Fisch

┈┈▷ mageres, gekochtes/gedünstetes Fleisch

┈┈▷ Kartoffelpüree

┈┈▷ Reis

┈┈▷ Teigwaren

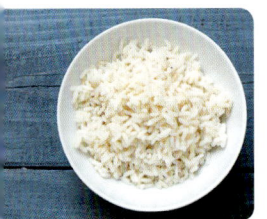

Vorbeugung akuter Beschwerden

┈┈▷ Dauerkost

┈┈▷ Gewöhnen Sie Ihren Körper an milde, ausgewogene, fettarme Kost

┈┈▷ Kostpläne siehe S. 51, Rezepte ab S. 110

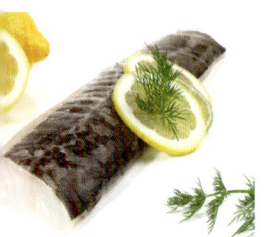

Individuelle Unterschiede

Geschmack und Verträglichkeit sind individuell verschieden!

Ähnlich unterschiedlich sind die Ernährungsgewohnheiten: Was schmeckt? Was wirkt regelrecht abstoßend? Was wird „vertragen"? Was provoziert Magenprobleme?

Hier finden Sie Ratschläge und Richtlinien, die sich in der Praxis bei einer Vielzahl von betroffenen Personen bewährt haben.

Wenn die Magenprobleme weiter bestehen ...

┈┈▷ Lassen Sie die Speisen oder Nahrungsmittel weg, bei denen Sie das Gefühl haben, Probleme zu bekommen!

┈┈▷ Verwenden Sie hingegen Speisen oder Getränke, von denen Sie glauben, dass sie keine Problemverursacher sind.

⤑ Führen Sie Buch! Notieren Sie gewissenhaft,

> ⤑ welche Speisen und Getränke Sie zu sich nehmen,
> ⤑ Ihre Medikamenteneinnahmen und
> ⤑ das zeitliche Auftreten von Magenproblemen.
> ⤑ Notieren Sie zusätzlich Faktoren, die subjektiv Stress oder Unwohlsein verursachen. (Vorlagen siehe Beiheft)

Erkennen Sie ein Muster? Treten Beschwerden immer wieder nach einem der protokollierten Faktoren auf? Ihr Arzt/Ihre Ärztin oder ErnährungsberaterIn unterstützt Sie sicher in der Analyse Ihrer Aufzeichnungen.

Einige goldene Regeln

Vermeiden Sie

- Alkohol
- Bohnenkaffee (vor allem auf nüchternen Magen genossen)
- Rauchen
- hastiges Essen
- zu heiße oder zu kalte Speisen
- scharfe Gewürze
- fette, frittierte Speisen
- Süßigkeiten
- stark gesüßte Speisen
- kohlensäurehaltige Getränke
- aufputschende Getränke (Red Bull etc.)

Gewöhnen Sie sich daran,

- mehrere kleinere Mahlzeiten über den Tag verteilt einzunehmen
- genussvoll und langsam zu essen und gründlich zu kauen
- unverträgliche Lebensmittel von Ihrem Speiseplan zu streichen
- magenfreundliche Zubereitungsmethoden zu wählen

Im folgenden Kapitel erfahren Sie mehr über die praktische Umsetzung unserer Empfehlungen.

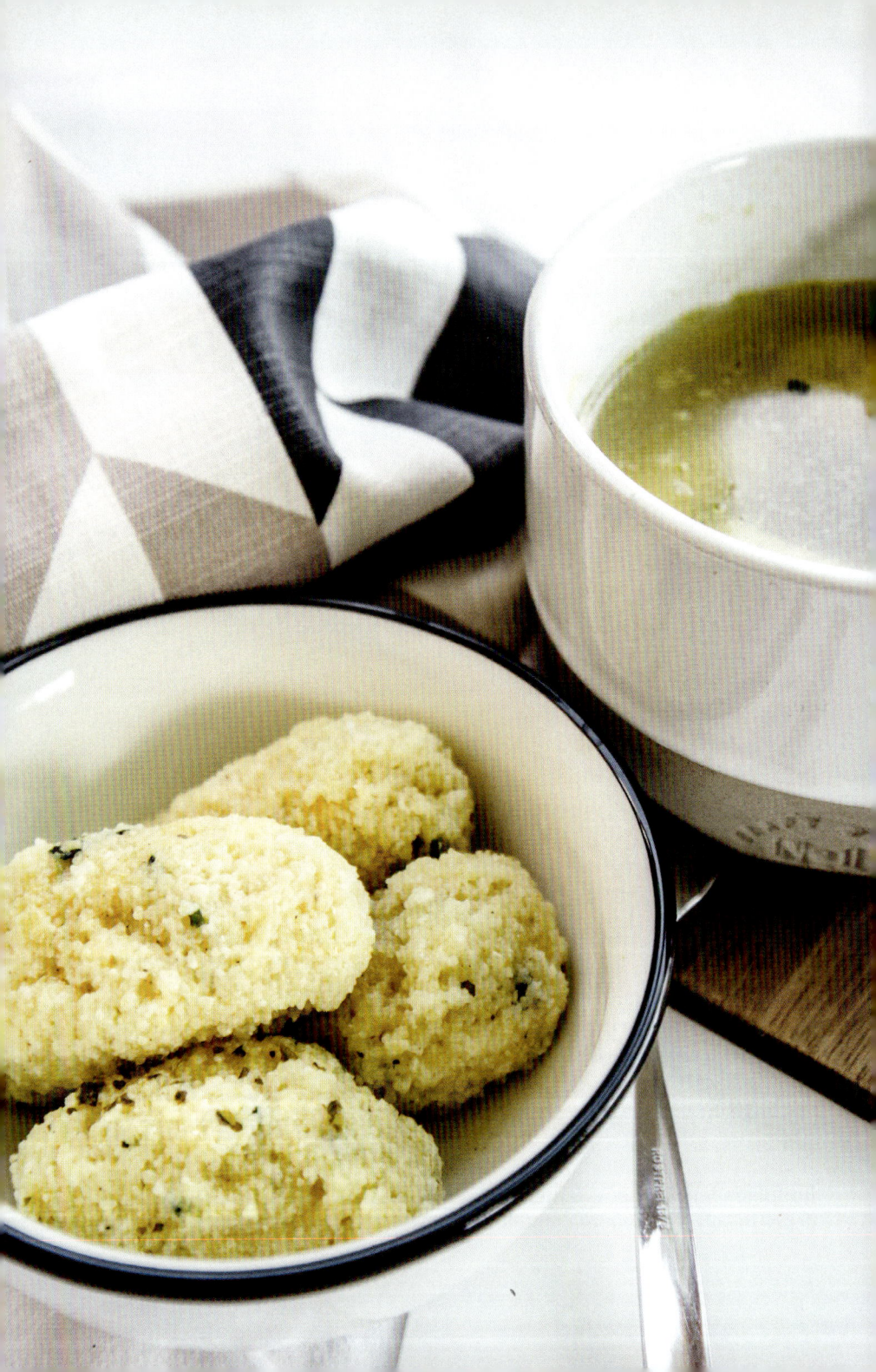

MAGENSCHONENDE ERNÄHRUNG

Dieser Abschnitt gibt Informationen zu folgenden Punkten:

⤑ Wie isst man richtig?

⤑ Wie bereitet man Speisen magenschonend zu?

⤑ Wie sollte eine ausgewogene magenschonende Ernährung aufgebaut sein?

Richtige Ernährungszusammenstellung

In Anlehnung an die Richtlinien der „Deutschen Gesellschaft für Ernährung"

1) Essen Sie vielseitig – aber nicht zu viel

Abwechslungsreiches Essen schmeckt und ist vollwertig.
Essen Sie von möglichst vielen verschiedenen Lebensmitteln – aber jeweils kleine Portionen. Je vielfältiger und sorgfältiger Sie Ihren Speiseplan zusammenstellen, desto besser lässt sich eine mangelhafte Versorgung mit lebensnotwendigen Nährstoffen oder eine Belastung durch unerwünschte Stoffe in der Nahrung vermeiden. Was die Nahrungsmenge bzw. die Joule oder Kalorien betrifft: Essen Sie gerade so viel, dass Sie kein Über- oder Untergewicht bekommen. Die WHO verwendet zur Definition von Übergewicht den sogenannten Body-Mass-Index, kurz BMI. Normalgewicht wird mit einem BMI von 18,5–24,9 definiert. Personen mit einem BMI über 25 sollten eine Gewichtsreduktion erwägen.

Der BMI errechnet sich wie folgt: Man dividiert sein Gewicht in kg durch das Produkt aus Körpergröße mal Körpergröße (in Metern). Als Formel:

BMI = (Gewicht in kg)/(Körpergröße in Metern) x (Körpergröße in Metern).

Zum Beispiel hat ein Mann mit 1,80 m Körpergröße und 100 kg Gewicht folgenden BMI: $100/(1,8 \times 1,8) = 100/3,24 = 30,9$

In diesem Fall wäre also Abnehmen angesagt!

2) Verzehren Sie weniger Fett und fettreiche Lebensmittel

Zu viel Fett macht fett.

Reduzieren Sie den Verzehr von Streichfetten und bevorzugen Sie fettarme Zubereitungsarten. Verwenden Sie verschiedene, aber hochqualitative Streichfette und Öle im Wechsel. Fett liefert doppelt so viele Joule bzw. Kalorien wie die gleiche Menge an Kohlenhydraten oder Eiweiß. Übergewicht und viele Krankheiten können die Folgen zu fettreicher Ernährung sein. Vergessen Sie nicht auf die „unsichtbaren" Fette, die z. B. in Fleisch, Wurst, Käse, Eiern, Sahne, Nüssen, Kuchen und Schokolade enthalten sind.

3) Würzig, aber nicht salzig

Kräuter und Gewürze unterstreichen den Eigengeschmack der Speisen.

Gehen Sie mit Salz zurückhaltend um. Es sollte nur den Eigengeschmack der Speisen hervorheben. Zu viel Salz übertönt hingegen viele Geschmackseindrücke und kann zur Entstehung von Bluthochdruck beitragen. Bevorzugen Sie deshalb frische oder getrocknete Kräuter und milde Gewürze. Wo Sie dennoch nicht auf Salz verzichten können, verwenden Sie Jodsalz oder jodiertes Kräutersalz, um dem weit verbreiteten Jodmangel vorzubeugen.

4) Wenig Süßes

Zu süß kann schädlich sein!

Reduzieren Sie bewusst Ihren Süßigkeitenkonsum. Benutzen Sie Zucker so sparsam wie ein Gewürz und nicht als Hauptnahrungsmittel. Zu viel Zucker wird vom Körper in Fett umgewandelt und in Form von Fettpolstern gespeichert. Zudem werden bei hohem Zuckerkonsum nährstoff- und ballaststoffreiche Lebensmittel vom Speiseplan verdrängt. Genießen Sie Süßes zwar ohne Reue, aber nur selten und in kleinen Mengen.

5) Mehr Vollkornprodukte

Sie liefern wichtige Nährstoffe und Ballaststoffe.

Essen Sie täglich Vollkornbrot und häufig Getreidegerichte, dafür seltener Weißbrot und Brötchen aus Weißmehl. Probieren Sie stattdessen Müsli aus Flocken oder geschrotetem Getreide. Vollkornprodukte, z. B. Vollkornbrot, Naturreis, Getreidegerichte, Vollkornnudeln, Haferflocken

oder Müsli, enthalten günstige Kohlenhydrate. Neben den
für die Verdauung wichtigen Ballaststoffen liefern sie zusätzlich Vitamine, Mineralstoffe und Spurenelemente.
In der akuten Phase einer Gastritis hingegen wären Vollkornprodukte zu schwer verdaulich. In der Teepausenpha-
se oder der Aufbaukostphase empfehlen wir Weißmehl-
produkte.

6) Reichlich Gemüse, Kartoffeln und Obst
**Diese Lebensmittel gehören in den Mittelpunkt Ihrer
Ernährung.**
Essen Sie täglich Frischkost in Form von frischem Obst,
Rohkost und Salaten, aber auch Gemüse und Kartoffeln.
Wählen Sie auch öfter Hülsenfrüchte, wenn Sie sie gut ver-
tragen. Mit diesen Lebensmitteln erhalten Sie Vitamine,
Mineralstoffe, Spurenelemente und Ballaststoffe. Bringen
Sie je nach Angebot der Jahreszeit im Wechsel verschiede-
ne Gemüsesorten, Salate und Obst auf den Tisch.

7) Weniger tierisches Eiweiß
Pflanzliches Eiweiß ist so wichtig wie tierisches Eiweiß.
Pflanzliches Eiweiß in Kartoffeln, Hülsenfrüchten und Getreide ist günstig für eine vollwertige Ernährung. Auch Milch,
fettarme Milchprodukte und vor allem Fisch sind wertvolle
Eiweißlieferanten. Es empfiehlt sich, den Verzehr weiterer
tierischer Eiweißlieferanten wie Fleisch, Wurst und Eier, die
relativ viel Fett, Cholesterin und Purine enthalten, zugunsten
von Fisch und fleischlosen Speisen auf wenige Mahlzeiten
pro Woche zu verringern. In einer Woche reichen 2–3 Fleisch-
mahlzeiten aus. Auch Wurst sollte nicht öfter verzehrt werden.

8) Trinken mit Verstand
Ihr Körper braucht Wasser, aber keinen Alkohol.
Mindestens eineinhalb bis zwei Liter Wasser pro Tag benötigt Ihr Körper. Löschen Sie Ihren Durst mit Wasser bzw. Mineralwasser, Gemüsesäften, ungesüßtem Früchtetee und
verdünnten Obstsäften, in Maßen auch mit ungesüßtem
schwarzen Tee oder Kaffee. Dagegen benötigt Ihr Körper
nicht einen Tropfen Alkohol. In größeren Mengen schadet
Alkohol Ihrer Figur und Ihrer Leber und macht abhängig.
Trinken Sie alkoholische Getränke daher allenfalls zum
gelegentlichen Genuss, aber nicht als alltäglichen Durstlö-
scher. Vermeiden Sie beim Alkohol jede Gewöhnung.

Richtiges Essverhalten

Mehrere kleine Mahlzeiten verzehren

- Nehmen Sie etwa alle drei Stunden kleine Portionen zu sich. Der Magen sollte nie ganz leer sein.
- Vermeiden Sie bewusst hastiges Essen:
  - Planen Sie reichlich Zeit für das erste Frühstück ein.
  - Ihr Mittagessen sollte, so oft es geht, in entspannter Atmosphäre ohne Zeitdruck stattfinden. Gönnen Sie sich eine kurze Pause nach dem Essen.
- Verzehren Sie das Abendessen 2–3 Stunden vor dem Zu-Bett-Gehen.
- Planen Sie eventuell eine kleine, leicht verdauliche Spätmahlzeit ein.
- Stellen Sie bei Bedarf (Nüchternschmerz in der Nacht) eine leichte Mahlzeit für die Nacht bereit (Milch, Toastbrot).
- Gönnen Sie sich sowohl vormittags als auch nachmittags eine Zwischenmahlzeit.

Als Zwischenmahlzeiten eignen sich

- ein Glas Milch oder Buttermilch oder pflanzliche Milchalternativen (z. B. Reis- oder Mandelmilch
- Joghurt, Bifidus etc.
- Brot, Gebäck; mürbe, leicht gesüßte Vollkornkekse; Cerealien (Müsli, Cornflakes)
- Obst, z. B. Bananen, mildes (säurearmes) Apfelmus
- Fertiggerichte der Babyernährung

Kauen Sie gründlich!

- Lassen Sie sich Zeit beim Kauen, konzentrieren Sie sich bewusst auf Ihre Speise.

Trinken Sie reichlich!

- Wasser, stilles Mineralwasser, Kräutertee – aber nicht zu große Mengen auf einmal, am besten schluckweise zu den Mahlzeiten.

Achten Sie auf die Temperatur der Speisen und Getränke!

- Sowohl eisgekühlte als auch sehr heiße Speisen verträgt Ihr Magen nur schlecht.

Vermeiden Sie allzu häufige Schlemmermahlzeiten!

- Übermäßige Nahrungsaufnahme belastet und überfordert Ihren Magen.

Nahrungsmittel, die häufig Probleme verursachen

Speise/Getränk	Eigenschaft
Bohnenkaffee	steigern Säureproduktion
Alkohol (v. a. Brände)	
Süßigkeiten, Schokolade	
scharfe Gewürze	
Räucherwaren	
heiße und kalte Speisen	
Fertigbackwaren	
Zitrusfrüchte	enthalten viel Säure
einige Obstsäfte (Orange, Grapefruit)	
kohlensäurehaltige Getränke	
Weine, Sekt	
Hülsenfrüchte	schwer verdaulich
Kohl, rohe Paprika, Wirsing, Zwiebel	
harte Eier	
frisches Brot	
frittierte Speisen (z. B. Pommes frites, gebackener Fisch)	sehr fettreich langsame Verdauung viel Magensäure wird benötigt
fettes Fleisch und Wurstwaren	
fette Backwaren (z. B. Cremetorten)	
Mayonnaise, diverse Saucen	
Eiscreme, Butter	

Kaffee

Sollte sich der Kaffeekonsum nicht gänzlich vermeiden lassen, hier ein paar Tipps für einen möglichst magenschonenden Genuss:

---> Kaffee nicht auf nüchternen Magen konsumieren

---> Zubereitungsformen wählen, die die Bitterstoffe im Kaffee reduzieren

Je länger das Kaffeepulver Kontakt mit dem Wasser hat, umso mehr Bitterstoffe werden in den Kaffee abgegeben. Dementsprechend wird Espresso meist besser vertragen als Filterkaffee oder Türkischer Kaffee.

⤑ **Wahl bestimmter Sorten**

Im Handel erhältliche Kaffeepulver bestehen aus bis zu 40 verschiedenen Kaffeesorten und Röstungen. Die Sorte Robusta zeichnet sich durch bessere Magenverträglichkeit aus.

⤑ **Ausprobieren von Schonkaffeesorten**

Im Handel sind diverse Sorten erhältlich, die entweder von Natur aus reizstoffarm sind oder denen im Verlauf eines Veredelungsprozesses Reizstoffe entzogen wurden. Diese Kaffeesorten sind nicht nur bekömmlicher, sie sind auch vollwertig in ihrer belebenden Wirkung, denn das Koffein bleibt erhalten.

Tipp

Die meisten entkoffeinierten Sorten enthalten auch weniger magenreizende Bitterstoffe!

Es gibt unterschiedliche Methoden für den Entzug von magenreizenden Stoffen:

- Dämpfen (nach dem Lendrich-Verfahren): z. B. Eduscho/ Gala reizarm
- Oberflächenbehandlung: z. B. Kraft Foods/Onko S reizarm

Es lohnt sich, verschiedene Produkte zu testen!

Magenschonende Zubereitungsmethoden

Empfehlenswerte Zubereitungsmethoden

1. Kochen/Garen am Herd
2. Dünsten
3. Garen in der Mikrowelle
4. Dampfgaren
5. Zubereitungen im Wasserbad
6. Sanftes Garen von Fleischspeisen in der Aluminiumfolie oder Bratenfolie
7. Garen im Römertopf oder in einer Tajine

Nicht empfehlenswerte Formen	Grund
Frittieren	*zu fett*
Herausbacken	*zu fett*
Grillen über offener Flamme	*Entstehen von magenreizenden Stoffen*
Scharfes Anbraten von Speisen	*Entstehen von magenreizenden Stoffen*

Kochen

Als Kochen bezeichnet man das Garen in siedend heißem Wasser (rund 100° C). Die Zutaten werden dabei entweder bereits ins kalte Wasser gegeben und mit dem Wasser erwärmt oder erst dem siedenden Wasser beigefügt. Werden die Zutaten mit dem Wasser erwärmt, gehen viele Inhaltsstoffe ins Wasser über. Dieser Prozess des Auslaugens ist bei manchen Zubereitungsformen durchwegs erwünscht. Darüberhinaus unterscheidet man:

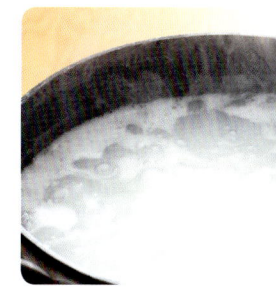

- **Sprudelndes Kochen:** Das Wasser wird am Sieden gehalten. Die aufsteigenden Blasen führen zu einer guten Durchmischung der zubereiteten Speise. Das ist zum Beispiel beim Kochen von Nudeln wünschenswert.
- Wird nur wenig Hitze zugeführt, spricht man von **Simmern**. Hierbei steigen keine Dampfblasen auf und das Gargut wird geschont.

Dünsten

Beim Dünsten wird dem Gargut wenig oder gar keine Flüssigkeit zugesetzt. Eventuell kann man etwas hochwertiges Fett zugeben. Die sich ansammelnde Flüssigkeit stammt häufig vom Gargut. Nährstoffe und Vitamine bleiben optimal erhalten.

Garen in der Mikrowelle

- Bei technisch einwandfreien Geräten und sachgemäßer Benutzung besteht keine Gefahr für die Gesundheit.
- Die Veränderungen der Nährstoffzusammensetzung von mikrowellengegarten Lebensmitteln entsprechen der konventionellen Zubereitung am Herd. Voraussetzung sind Temperatureinstellung und Garzeit entsprechend den Angaben des Herstellers.

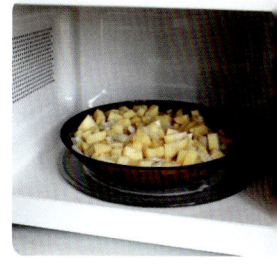

Wie bei konventionellen Verfahren ist auf schonende Zubereitung zu achten: Werden Gemüseportionen von 200–400 g in sehr wenig Flüssigkeit gegart, ist die Vitaminerhaltung in der Mikrowelle mindestens genauso hoch wie beim Dünsten. Beim Auftauen tiefgefrorener Lebensmittel im Mikrowellengerät wirkt sich die vergleichsweise kurze Auftauzeit positiv auf die Nährstoffverluste aus.

- Für die Erwärmung der Speisen ein spezielles mikrowellengeeignetes Geschirr verwenden.
- Die Speisen mit lose aufliegender Abdeckung oder mikrowellengeeigneter Folie bedecken.
- Nach Möglichkeit die Speisen in Stücke ungefähr gleicher Dicke zerteilen. Große Stücke sollten zerkleinert werden.
- Alle Speisen zwischendurch umrühren oder wenden.
- Lebensmittel mit fester Hülle (z. B. Würstchen) einstechen, damit sie nicht platzen.

Dampfgaren

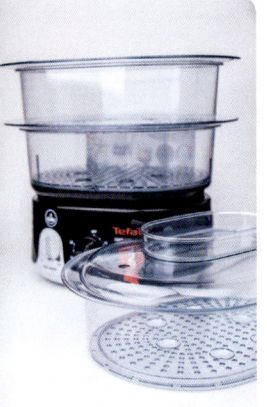

Beim Dampfgaren befindet sich das Gargut sich in einem Siebeinsatz, der über dem siedenden Wasser positioniert ist.

Diese Art der Speisenzubereitung ist in China bereits seit Jahrtausenden bekannt und in vielen Ländern Asiens nach wie vor sehr populär.

Um diese Methode einmal auszuprobieren, genügt ein Topf mit Siebeinsatz und fest schließendem Deckel. In den Topf kommt Wasser, in den Siebeinsatz wird das Gargut gegeben. Der Siebeinsatz mit dem Gargut wird in den Topf gehängt und mit dem Deckel bedeckt. Dann wird das Wasser zum Kochen gebracht. Der dabei entstehende Dampf erhitzt das Kochgut gleichmäßig und schonend.

Vorteile des Dampfgarens

- Es handelt sich um eine fettfreie Garmethode.
- Da die Lebensmittel auch nicht so wie beim herkömmlichen Dünsten im Wasser „schwimmen", werden sie nicht ausgelaugt – Vitamine, Mineralstoffe und Eigengeschmack bleiben besser erhalten.
- Die Speisen können nicht anbrennen, das Umrühren erübrigt sich also.
- Vorsicht! Dampf gart zwar Lebensmittel sanft, doch Sie können sich damit verbrühen. Also Achtung beim Abnehmen des Deckels!

Einsetzbar beim Dämpfen, Aufwärmen oder Auftauen
Neben dem unspektakulären Topf mit Siebeinsatz gibt es
zum Dämpfen von Speisen mittlerweile ein breites Geräte-
angebot (sogenannte „Steamer"). Damit können einerseits
Gemüse, Fisch, zartes Fleisch, Pasteten, Soufflés, Reis oder
Knödel schonend zubereitet werden, andererseits eignen
sie sich zum Auftauen oder Aufwärmen von Gerichten. Das
große Plus dieser Garmethode ist, dass die Speisen saftig
bleiben. Beim Auftauen bzw. Aufwärmen in der Mikrowelle
oder im Backofen können sie dagegen austrocknen.

Zubereitungen im Wasserbad
In einen großen, mit etwas kochendem Wasser gefüllten
Topf wird ein kleineres hitzebeständiges Gefäß, beispielsweise eine Kasserolle oder eine Jenaerschüssel, gestellt.
Die Speise wird in dem kleineren, im kochenden Wasser
stehenden Gefäß zubereitet.
Die Zubereitungsdauer ist länger als auf der Kochstelle,
die Zubereitungstemperatur kann aber nicht wesentlich
über 100° C ansteigen. Für die Zubereitung von Pudding
wird ein Topf als Wasserbad gewählt, die Puddingform
sollte zu einem Drittel in kochendem Wasser stehen. Der
Topfdeckel sollte nicht ganz abschließen.

Sanftes Garen von Fleischspeisen
in Aluminium- oder Bratenfolie
Die schonendste Zubereitungsart für Fleischspeisen ist
das Dünsten oder das Garen in der Brat- oder Aluminiumfolie. Diese Zubereitungsform sollte besonders für die
ersten Hascheegerichte nach längerer Fleischvermeidung
gewählt werden.

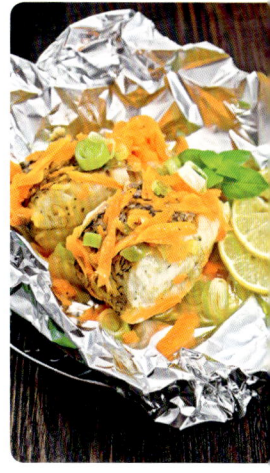

Aluminiumfolie
Ein Stück Aluminiumfolie so abschneiden, dass das
Fleischstück mit einem 3 cm breiten Folienrand rundher-
um eingehüllt werden kann. Das gewürzte Fleisch in die
Mitte der dünn mit Öl bepinselten Folie legen, die beiden
Längsseiten an der Oberseite des Fleischstückes zusam-
menfassen und eng am Bratgut ab- und einmal einbiegen.
Die Seitenteile knapp am Fleischstück hochbiegen. Im
mittelheißen, vorgeheizten Backofen am Bratrost oder am
Backblech garen. Beim Öffnen der Folie sollte darauf ge-
achtet werden, dass kein Fleischsaft verloren geht.

Bratfolie

Die Bratfolie sollte ca. 25 cm länger sein als das Fleischstück. Ein Ende des Foliensackes zusammendrehen, abbinden, umschlagen und nochmals abbinden. Das gewürzte Fleisch ohne Fettzugabe einlegen, die Folie knapp am Gargut zusammendrehen, abbinden, umbiegen und dazubinden. Die Hüllenoberseite einmal mit einer Nadel einstechen. Im Backofen am Bratrost bei Mittelhitze braten. Die Bratdauer ist gleich lang wie bei der Zubereitung in Aluminiumfolie.

Bratdauer	
	Bratdauer (ca.)
kleine Fleischstücke	20 Min.
Braten, 6–8 cm hoch	1,5 Std.
Brathuhn	40 Min.
Fischfilet	15 Min.
Fisch, z. B. Forelle	20 Min.

Garen im Römertopf oder in einer Tajine

Der Römertopf (inkl. Deckel) ist ein Topf aus Ton. Die Zubereitung der Speisen erfolgt im Backofen. Der Name „Römertopf" rührt von seiner erstmaligen dokumentierten Verwendung durch die Römer, die die Technik des Dunstgarens häufig einsetzten.

Als „Tajine" bezeichnet man ein Gargefäß mit kegelförmigem Deckel, das – dem Römertopf ähnlich – heute in Nordafrika verwendet wird.

So wie der Römertopf aus Ton ist die Tajine eigentlich ein „Topf für alles": Fleisch, Hühnchen, Fisch und Gemüse werden darin gegart. Die Zutaten werden einfach in den Topf geschichtet, gewürzt und garen dann, ohne weiteres Zutun, ganz allein – meist im eigenen Saft, schonend und fettarm. Der Geschmack ist einzigartig und die Nährstoffe bleiben weitgehend erhalten. Diese Zubereitungsform ist auch für ungeübte Köche und Menschen mit wenig Zeit ideal.

Vorteile des Tontopfes

- Gegart wird mit einer minimalen bzw. gar keiner Zugabe von Flüssigkeit. Somit bleiben der Geschmack, der Saft, das Aroma und die Nährstoffe nahezu vollständig erhalten.
- Das Garen kann bei fast allen Gerichten ohne Zugabe von Fett geschehen.
- Bleibt die Nahrung zu lange im Ofen, hat dies so gut wie keine negativen Auswirkungen, da der Topf die Austrocknung durch seinen Feuchtigkeitshaushalt verhindert.
- Das Fleisch wird zarter als bei anderen Zubereitungsarten.

Nachteile des Tontopfes

- Der Römertopf ist nicht sofort gebrauchsfertig, er muss vor seinem Einsatz mindestens 15 Min. lang gewässert werden.
- Ein Römertopf ist empfindlicher als Töpfe aus Metall. Er sollte nie in den heißen Backofen geschoben oder in heißem Zustand mit kalter Flüssigkeit aufgegossen werden, da Keramik bei einem Temperaturschock zerspringen kann. Aus dem gleichen Grund sollte man den heißen Römertopf niemals auf eine kalte Fläche stellen, sondern auf Holz oder Kork.
- Auch ein stark verschmutzter Römertopf sollte nicht mit Spülmittel oder anderen scharfen Putzmitteln gereinigt werden, sondern nur mit heißem Wasser, da das Reinigungsmittel in die offenporige Keramik einziehen und von dort beim nächsten Gebrauch auf die Lebensmittel übergehen kann.

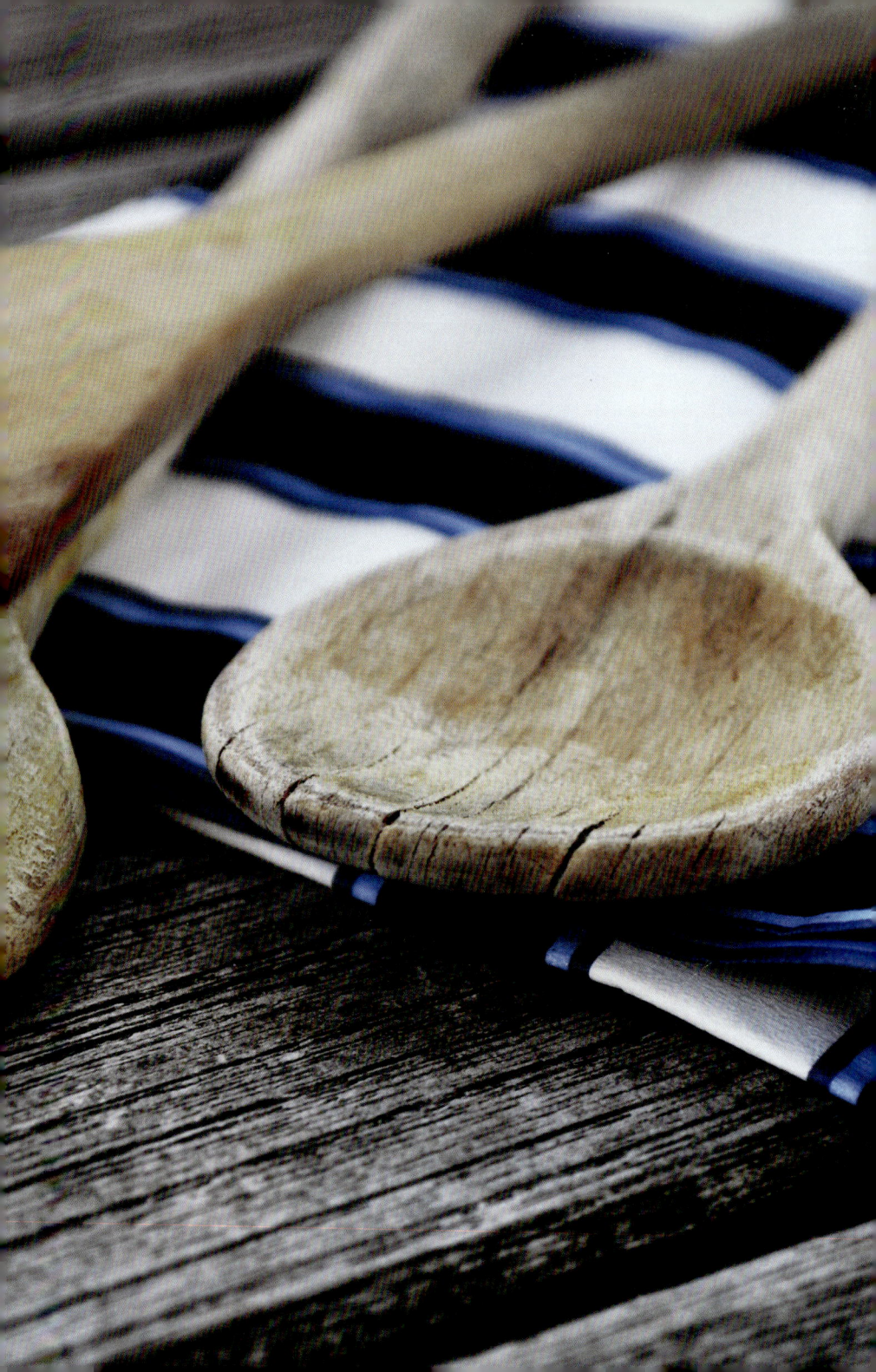

ESSEN GEHEN, FERTIGGERICHTE ODER SELBST KOCHEN?

Nicht jeder kocht gerne oder hat die Zeit zu kochen. Selbstverständlich wird man Speisen für die eigenen Bedürfnisse am besten adaptieren können, wenn man selbst zum Kochlöffel greift. Muss nun jemand, der bereits mit Magenproblemen geplagt ist, auch noch das Kochen lernen?

Fertiggerichte

Teepause/Aufbaukost

Da die einzigen kulinarischen Begleiter dieser Phase zugegebenermaßen nicht besonders schmackhaft sind, wird man sie vergeblich als Fertiggericht im Supermarkt suchen. Allerdings sind viele Produkte der Babynahrung durchwegs mit den Richtlinien der strengen Schonkost vereinbar.

Optimal sind breiförmige Zubereitungen auf Weizen- oder Gemüsebasis. Säurearmes Obst ist auch verwendbar. Achten Sie auf zuckerarme Zubreitungen.

Aber auch in jedem gut sortierten Supermarkt, in der Drogerie oder im Bioladen finden Sie Frucht- oder Frucht-Getreide-Mus, die sehr gut während der Aufbaukost verwendet werden können.

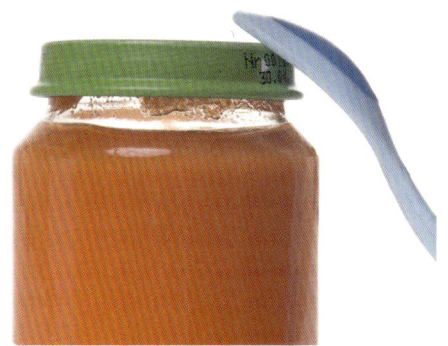

Tipp

Die kleinen Portionen der Babynahrung sind optimal für die Zwischen- oder Spätmahlzeit!

Aufbaukost/Dauerkost

Mittlerweile gibt es im Supermarkt ein reiches Repertoire an Gerichten, die durchwegs für die Aufbau- bzw. Dauerkost verwendbar sind. Da das Angebot bzw. konkrete Produkte häufig wechseln, sind konkrete Vorschläge fast nicht möglich.

Einige Ratschläge

- Viele im Rezeptteil geschilderte Gerichte gibt es als Fertigprodukte.
- Orientieren Sie sich an den bevorzugten Zubereitungsformen (siehe ab S. 32).
- Vermeiden Sie Nahrungsbestandteile, auf die Sie empfindlich reagieren (Anhaltspunkte dafür liefert Ihnen die Tabelle auf S. 31).
- Eine Auflistung der Zusammensetzung des jeweiligen Fertiggerichtes finden Sie am Etikett auf der Verpackung.
- Kombinieren Sie Fertiggerichte mit frisch zubereiteten Speisen, so sparen Sie Zeit. Bei freier Wahl der Mahlzeiten sollten Sie darauf achten, dass vorgegebene Mahlzeiten, wie z. B. ein Kantinenessen, ein Essen außer Haus etc., sinnvoll ergänzt werden (nach den Regeln magenschonender Ernährung, S. 27).
- Essen Sie bewusst abwechslungsreich.
- Meiden oder essen Sie nur mit Vorsicht Speisen, die mehrmals nicht vertragen wurden.

Essen im Restaurant (Dauerkost)

Menschen mit Magenproblemen sind selbstverständlich nicht an den heimischen Herd gebunden! Ob nun aus beruflichen oder privaten Gründen: Gönnen Sie sich hin und wieder ein gutes Essen im Restaurant. Sie können mit Ihrem neuen Wissen sicher problemlos aus der Speisekarte die Speisen wählen, die Ihnen guttun und Ihnen schmecken. Sollten Sie dennoch unsicher sein, bieten wir Ihnen noch einige Tipps und Speisenvorschläge.

Allgemeine Tipps:

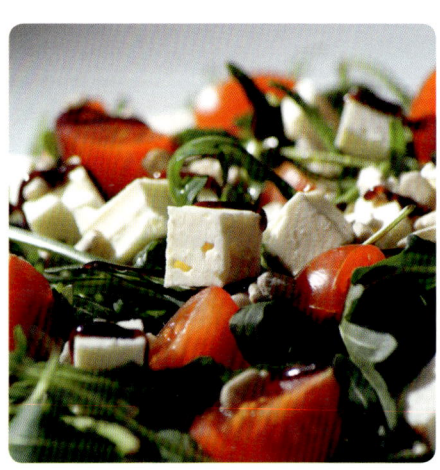

- Bevorzugen Sie Zubereitungsformen wie ab S. 32 ausgeführt.
- Vermeiden Sie Nahrungsbestandteile, auf die Sie empfindlich reagieren. Anhaltspunkte dazu liefert Ihnen die Tabelle auf S. 31.
- Frische Speisen können immer mild oder ungewürzt zubereitet werden. Deponieren Sie Ihre entsprechenden Wünsche gleich bei der Bestellung.
- Salate können sicher auf Wunsch mit Joghurtdressing anstatt mit Essig und Öl zubereitet werden.

Mitteleuropäische Küche
Bevorzugen Sie Speisen, die im Rezeptteil angeführt sind.

Italienische Küche
Entscheiden Sie sich für:

⤑ Nudel- und Teigwarengerichte (vermeiden Sie scharfe oder sehr fette
Saucen, wie zum Beispiel Gorgon-
zolasauce oder scharfe Tomaten-
sauce)

⤑ Suppen, z. B. Minestrone, Tomaten-
cremesuppe

⤑ Risotto aller Art

⤑ Salate mit mildem Dressing

⤑ mildes Fleisch mit Gemüsebeilage

⤑ milde Fischgerichte mit Gemüsebeilage

Tipp

Cremesuppen sind eine aktive Entlas-
tung für Ihren Magen!

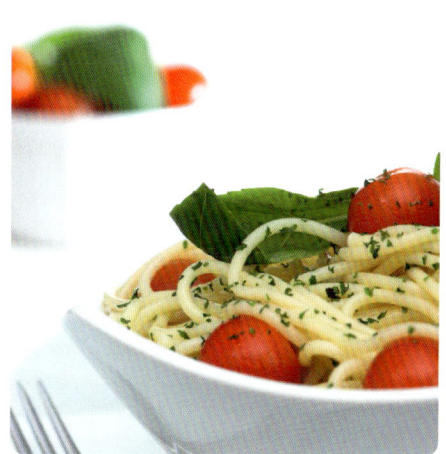

Chinesische Küche

⤑ Wan-Tan-Suppe

⤑ Gemüsesuppen

⤑ milde Gerichte mit Huhn oder Rind bzw. vegetarische
Gerichte

⤑ Reisgerichte

⤑ Vermeiden Sie die scharf gebrate-
nen, stark gewürzten, frittierten oder
gebackenen Speisen (z. B. Frühlings-
rollen süß-sauer)!

Tipp

Meiden Sie die in der chinesischen Küche häufig verwendeten Pilze.

Japanische Küche
Die japanische Küche ist eine sehr gesunde Küche, da sie
kalorienarm und ausgewogen ist. Roher Fisch könnte je-
doch für Gastritisgeplagte ungeeignet sein. Versuchen Sie
die warmen Fischvarianten. Außerdem eignen sich:

⤑ Misosuppen

⤑ milde Nudelsuppen und Nudelspeisen sowie Reisgerichte

⤑ vegetarische Maki

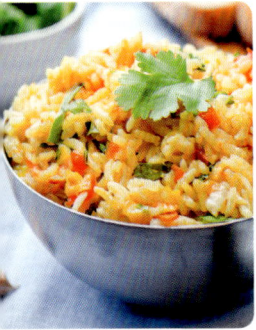

Türkisch/Maghrebinisch

┄┄> Hummus (pürierte Kichererbsen mit Sesampaste)

┄┄> Tsatsiki (Gurkensalat mit Joghurtdressing)

┄┄> Ispanaklı Pide (Pide; Pizza mit Spinat)

┄┄> Tavuk Döner (Brötchen mit Hühnerfleisch)

Indisch

Lassen Sie sich beraten. Vermeiden Sie scharfe und allzu fette Speisen. Geeignet sind:

┄┄> Nihari Shorba (Chicken Shorba, Indian chicken soup; Indische Hühnerfleischsuppe)

┄┄> Chicken-Chat Delhi (Indian chicken salad; Indischer Hühnerfleischsalat)

┄┄> Vegetable Biryani (Safranreis mit frischem Gartengemüse)

┄┄> Chicken Biryani (Safranreis mit Huhn)

Fast Food

Der Name sagt es bereits: Diese Form der Ernährung sollte tunlichst gemieden werden. Falls es einmal nicht ohne Fast Food gehen sollte, dennoch ein paar Tipps hierzu:

┄┄> In **Fast-Food-Ketten** werden häufig Salate angeboten. Wählen Sie dazu ein Joghurtdressing.

┄┄> An **Kebab-Ständen** gibt es meist die Möglichkeit, Zutaten frei zu wählen. Eine möglichst magenschonende Variante ist ein vegetarisches Kebab mit Salat, wenigen Tomaten und einer Joghurtsauce. Falls es nicht ohne Fleisch geht, greifen Sie eher zu Hühnerfleisch. Vermeiden Sie Zwiebeln und selbstverständlich jede Form von Schärfe (Chilipulver).

┄┄> **Asiatisches Fast Food** bietet die Möglichkeit, Reis mit einer schmackhaften Sauce zu kombinieren. Vermeiden Sie auch hier jede Form von Schärfe. Beachten Sie, dass in der asiatischen Fast-Food-Küche auch viele magenreizende Zusatzstoffe verarbeitet werden, auch billige Öle werden oft verwendet. Diese können Gastritisschmerzen verursachen.

Einige praktische Tipps für das Selbstkochen

Mengenangaben in der Küche/Löffelmaße

Einen großen (Esslöffel) und einen kleinen Löffel (Teelöffel) zur Hand nehmen und die Füllungsmenge auswiegen.

Übliche Mengenangaben in der Küche

Einheit	Nahrungsmittel	Anmerkung	Menge
1 EL	Mehl	stark gehäuft	20 g
1 TL	Mehl	stark gehäuft	10 g
1 EL	Grieß	schwach gehäuft	10 g
1 TL	Grieß	schwach gehäuft	5 g
1 EL	Haferflocken	gehäuft	10 g
1 TL	Haferflocken	gehäuft	5 g
1 EL	Feinkristallzucker	stark gehäuft	20 g
1 TL	Feinkristallzucker	stark gehäuft	10 g
1 EL	Öl		7 g
1 EL	Joghurt		20 g

Auswahl der Nahrungsmittel beim Einkauf

→ Fleisch sollte möglichst fettarm, gut abgelegen und bindegewebsarm sein. Bevorzugen Sie Geflügel, Kalb- oder Rindfleisch. Geflügel oder Fisch sollten immer ohne Haut verzehrt werden.

→ Achten Sie auf die Frische des Gemüses. Verholztes Gemüse sollte nicht verwendet werden bzw. sollten verholzte Stellen großzügig entfernt werden.

→ Obst sollte gut ausgereift bzw. gut abgelegen sein.

→ Gegen die Verwendung von tiefgekühlten Nahrungsmitteln oder Nahrungsmitteln aus der Dose bestehen hinsichtlich der Magenverträglichkeit keinerlei Bedenken.

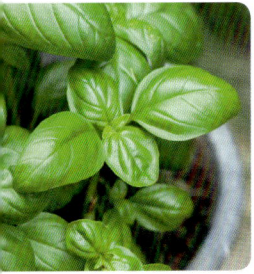

Zubereitungen
Salate

---⯈ Zum Marinieren der Salate am besten ein Joghurtdressing verwenden.

---⯈ Wenn Zitronensaft oder Essig verwendet werden, ist darauf zu achten, dass die Speisen keinesfalls zu sauer zubereitet werden.

---⯈ Verwenden Sie reichlich Kräuter zum Würzen.

Gemüse

---⯈ Das Gemüse am besten ohne oder nur mit wenig Butter oder Margarine dünsten (siehe andere magenschonende Zubereitungsformen ab S. 32) oder mit einer hellen Einmach (Mehlschwitze) bzw. mit etwas Sahne/Rahm/Crème fraîche zubereiten.

---⯈ Um dem Magen Arbeit abzunehmen, ist es von Vorteil, Gemüse mundgerecht zu zerkleinern. Verwenden Sie einen Gemüsehobel.

Suppen

---⯈ Legierte Suppen werden oft als magenschonender empfunden.

---⯈ Werden gröbere Suppeneinlagen schlecht vertragen, können diese mit dem Pürierstab zerkleinert werden (Cremesuppe).

Eier

Eier sind am bekömmlichsten, wenn das Eigelb

---⯈ als Legierung,

---⯈ als aufgeschlagene Eierspeise (z. B. Schaumomelett, Biskuitomelett, Salzburger Nockerln)

---⯈ oder im Auflauf verkocht verwendet wird.

Verträglich sind auch weiche Eier oder im Wasserbad gegarte Eierspeisen.

Umgang mit Fett

Bei der Speisenzubereitung ist auf folgende Punkte zu achten:

⤳ fettarme Zubereitung

⤳ Butter oder Margarine nicht zu stark erhitzen. Sie sollte weder braun noch so heiß werden, dass sie zu rauchen beginnt.

⤳ Die Speisen sollten weder stark angebraten noch stark angeröstet werden.

⤳ Geeignet sind Butter, gute Margarine oder gute Speiseöle.

Kochgut binden, einmachen, legieren

Gemüse, Suppen, Haschees mit Einmach oder Béchamelsauce binden.

Zutaten für eine Einmach (Mehlschwitze)

1 TL (10 g) Mehl
10 g Butter oder Margarine

Zubereitung:
Gleiche Mengen Butter oder Margarine und Mehl in einer Pfanne hell anlaufen lassen, mit dem Kochgut verkochen.

Zutaten für Béchamelsauce

1 EL (20 g) Mehl
20 g Butter oder Margarine
200 g Milch
100 g Wasser oder Gemüsebrühe

Zubereitung:
Das Mehl in Butter oder Margarine hell anlaufen lassen, mit Milch und Flüssigkeit aufgießen und verkochen.
Die Zutaten reichen für 4 Portionen leicht gebundenes Gemüse oder für 2 Portionen Lasagne.

Suppen legieren

1. Variante (kleine Legierung)
Dem Kochgut Sahne, Crème fine (pflanzlich), Crème fraîche oder Sauerrahm beimengen.

2. Variante (große Legierung)
Dem Kochgut Sahne (Crème fine oder Sauerrahm oder Crème fraîche) beimengen und mit Eigelb versprudeln.
Die Speise darf zum Zeitpunkt dieser Legierung nicht mehr kochen.

Tipp

Den Suppentopf vom Herd nehmen, 5 Min. lang ruhen lassen und dann die Suppe legieren.

Sahne
Wird Sahne schlecht vertragen, kann sie mit der gleichen Menge von steif geschlagenem, ungesüßtem Eiweiß verrührt und als Zugabe zu Mehlspeisen verwendet werden.

REZEPTE

Zum Gebrauch des Rezeptteils

Tageskostpläne dienen als Beispiel, wie Sie Ihre Ernährung aufbauen können. Die einzelnen Speisen sind durch andere Rezepte der jeweiligen Abschnitte (Teepause/Aufbaukost/Dauerkost) frei ersetzbar. Stellen Sie sich Ihren optimalen Ernährungsplan zusammen!

Der Rezeptteil gliedert sich in folgende Abschnitte

- Teepause
- Übergang Teepause – Aufbaukost
- Aufbaukost
- Dauerkost

Selbstverständlich können Rezepte eines früheren Teiles in allen weiteren Ernährungsabschnitten verwendet werden! Zum Beispiel kann Apfelmus (Teepause) auch in der Aufbau- und Dauerkost konsumiert werden.

Aufgrund individueller Unterschiede in der Verträglichkeit sind Zutaten, die gelegentlich schlecht vertragen werden, bei einigen Rezepten mit dem Vermerk „evtl." (eventuell) angeführt.

Sämtliche Rezepte sind grundsätzlich für Gastritisgeplagte geeignet. Zusätzlich sind viele Rezepte mit Symbolen gekennzeichnet, die Ihnen einen raschen Überblick bieten sollen, welche Gerichte besonders magenschonend, leicht, gehaltvoll oder besonders vitaminreich sind. So können Sie schneller auswählen und besser kombinieren:

Die folgenden Symbole erleichtern die Orientierung

🍵	magenschonend
🍎	reich an Vitaminen und Nährstoffen
💧	kalorienreich, gehaltvoll
🥬	fettreduziert, leicht verdaulich

Zum Beispiel ist in einigen Rezepten geriebener Käse als eventuelle Zutat angeführt. Geschmacklich stellt der Reibkäse sicher eine Verbesserung dar, aber sollte Ihnen Käse gewohntermaßen schwer im Magen liegen, lassen Sie ihn bitte weg.

Wenn Sie tierische Milchprodukte nicht vertragen oder verwenden wollen, können Sie diese jederzeit vollständig durch pflanzliche Alternativen ersetzen. Herkömmliche Supermärkte und Drogeriemärkte bieten zahlreiche Alternativen, etwa Reis-, Mandel-, Hafer,- Sojamilch sowie Kokosmilch als Milch oder Creme zum Binden von Saucen oder Desserts.

Tageskostpläne

Teepause (Rezeptteil Seite 61–65)

Zur Auswahl stehen:
- schluckweise getrunkener, handwarmer Tee Ihrer Wahl
- Zwieback
- getoastetes Weißbrot
- Knäckebrot oder ähnliche Produkte
- Reiswaffeln
- Schleimsuppen
- Reis-Congee
- milde Grießsuppe
- Haferflockensuppe
- Apfelmus

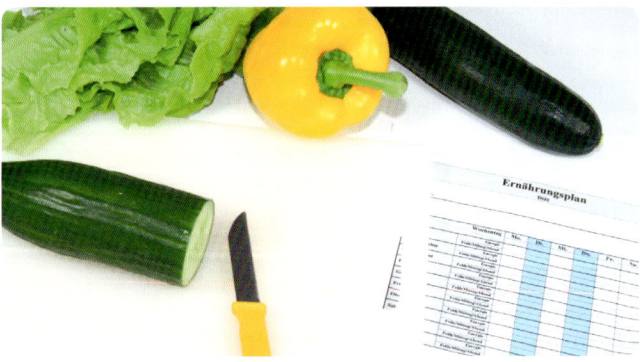

Übergang Teepause – Aufbaukost (Rezeptteil Seite 66–70)

Zur Auswahl stehen:

- Reisschleimsuppen, Haferschleimsuppen oder andere Suppen der Teepause
- Zwieback, hell getoastetes Toastbrot, gebähtes Weißbrot, Reiswaffeln
- Nach und nach können Sie die eine oder andere dieser Mahlzeiten durch Rezepte der Aufbaukost ersetzen.
  Sie werden immer wieder Rezepte in der Aufbaukost finden, die in der Milde und im Gehalt unterschiedlich sind (Menge an Ei oder Sahne bzw. Gewürze). Beginnen Sie beim Übergang langsam mit den milden Speisen und erweitern Sie erst schrittweise das Repertoire der Aufbaukostrezepte.
- schwach gesüßte Milchspeisen wie Milchgrieß oder Milchreis
- Pudding oder Cremes
- gedünsteter Reis
- schluckweise getrunkene, zimmerwarme Milch oder Buttermilch bzw. pflanzliche Milchalternativen
- Joghurt, Bifidus (evtl. mit etwas Zwieback oder mürben Keksen wie Butterkeksen oder Weizenschrotkeksen)

Aufbaukost (Rezeptteil Seite 70–109)

- Konsumieren Sie fünf über den Tag verteilte kleine, milde Mahlzeiten (alle drei Stunden, damit Ihr Magen niemals leer ist).
- Stellen Sie sich für eventuell nächtlich auftretende Nüchternschmerzen eine kleine Mahlzeit bereit. Das kann sowohl ein kalter Snack (Joghurt, Zwieback o. Ä.) als auch ein warmer Snack (z. B. eine Tasse warme Suppe) sein.

Beispiel eines Tageskostplanes der frühen Aufbaukost

7.00 Uhr:	Tee mit Zwieback	
9.00 Uhr:	½ Tasse Milch mit Zwieback	
11.00 Uhr:	Reisschleimsuppe oder Congee	(Seite 62)
13.00 Uhr:	Apfelmus	(Seite 65)
15.00 Uhr:	Tee mit Zwieback	
17.00 Uhr:	Reisschleimsuppe oder Congee	(Seite 62)
19.00 Uhr:	Grießsuppe	(Seite 62)
21.00 Uhr:	½ Tasse Milch mit Zwieback	
Nachtmahlzeit:	Zwieback	

**Bei weiterem Abklingen der Beschwerden (spätestens nach 5 Tagen)
Erweiterung der Kost durch:**

- Kartoffelpüree   (Seite 68)
- Kartoffelschnee   (Seite 69)
- passiertes Karottengemüse
- schluckweise getrunkenen Karottensaft
- fettarmen Topfen (Quark)
- Teigwaren
- altbackenes Weißbrot
- Toastbrot
- Biskotten
- Biskuit
- lockere, schwach gesüßte Aufläufe oder Puddinge (zimmerwarm), wie Reisauflauf oder Grießpudding
- Apfelkompott, Birnenkompott
- Suppen der Aufbaukost (Grieß-, Einmach-, Gemüsecremesuppe etc.), eventuell mit etwas Legierung aus Eigelb und Sahne
- weiches Ei, diätetische Eierspeise
- gedünstetes mildes Gemüse, wie z. B. Karotten, Erbsen, Zucchini, Fenchel, Spinat; milde, gekochte Salate, wie z. B. Selleriesalat, gekochter Karottensalat (schwach mit Essig oder Zitrone gesäuert); gedünsteten oder in Aluminiumfolie zubereiteten Fisch (Forelle, Scholle, Dorsch)
- gedünstetes Hühner- oder Kalbfleisch; milden, fettarmen Schinken

Anmerkungen

- Es sollten nicht mehr als 40 g Butter oder gute Margarine oder Öl pro Tag als Aufstrich- und Kochfett verwendet werden.
- Als Gewürze eignen sich Salz (wenig), etwas mildes Kräutersalz; alle Küchenkräuter; Zitrone oder Essig (möglichst wenig säuern)
- allmählicher Übergang auf Dauerkost

**Beispiel eines Tageskostplanes etwa 1 Woche bis 10 Tage
nach Beginn der Aufbaukost**

7.00 Uhr:	Milch oder Kräutertee	
	Toastbrot mit mildem Topfenaufstrich (Quark)	
9.00 Uhr:	Biskotten	
12.00 Uhr:	Kräutertee	
	mildes Hühnerfleischgericht	(Seite 97, 98)
	Karottengemüse (eventuell passiert)	(Seite 105)
15.00 Uhr:	Vanillepudding	
18.00 Uhr:	Gemüsecremesuppe oder	(Seite 70–73)
	Haferflockensuppe legiert	(Seite 63)
	Toastbrot mit mildem Gervais	
21.00 Uhr:	Kräutertee	
	altbackenes Kipferl/Hörnchen	
Nachtmahlzeit:	Reiswaffel	

Übergang Aufbaukost – Dauerkost

**Beginnen Sie, Rezepte (ab Seite 110), die Ihnen bekömmlich erscheinen,
mit den Speisen der Aufbaukost zu kombinieren.**

- Achten Sie besonders auf richtiges Essverhalten (Seite 30).
- Die Ernährung sollte jetzt vollwertiger werden. Achten Sie darauf, dass Sie gemischte Kost verzehren.
- Beachten Sie die Regeln vernünftiger Ernährung (Seite 27).
- Berücksichtigen Sie individuelle Unverträglichkeiten oder Abneigungen gegen die eine oder andere Speise.

Es kann unter Speisen oder Nahrungsmitteln, die erfahrungsgemäß nie oder selten Beschwerden auslösen, gewählt werden:

Brot und Backwaren

- Cerealien, Zwieback; leicht geröstetes, getoastetes Brot; alle nicht mehr ganz frischen Brotsorten (Ausnahme: grobes, feuchtes Vollkornbrot), Reis, Teigwaren, Nockerln, mürbes Käsegebäck, lockere Knödel
- Mehlspeisen: schwach gesüßte, lockere Mehlspeisen (ohne Nüsse, mit wenig Schokolade), Biskuit, Aufläufe (Reis- oder Grießauflauf), gerührte Teige (z. B. Marmorkuchen), weiche abgelegene Mürbteige (z. B. mürbe Kekse), Blätterteig.

Getränke

- Kräutertee, Milch oder Soja-, Mandel- oder Reismilch, Hafermilch, Kokosmilch, Sauermilch, Buttermilch, Malzkaffee, Ovomaltine, schwach angerührter Kakao, Karottensaft, schwach gesüßte oder verdünnte Säfte der Baby- und Kleinkinderkost, kohlensäurefreies Mineralwasser

Gemüse

- Karotten, Spinat, Kürbis, junge Bohnen, Zucchini, Fenchel, grüner Salat, Rote-Rüben-Salat, Selleriesalat, tiefgekühlte Erbsen, Karottensaft, Gemüsespeisen und -säfte der Baby- und Kleinkinderkost
- Kartoffeln: nur frisch zubereitet; Kartoffelpüree, Kartoffelschnee, Petersilienkartoffeln, Prinzesskartoffeln, Kartoffelauflauf

Obst

- Für den Rohgenuss geeignet sind Bananen, Himbeeren (auch tiefgekühlt), Melone; säurearme, gut gekaute, eventuell geschabte Äpfel oder Birnen; schwach gesüßtes Kompott oder Mus von Äpfeln, Birnen, Pfirsichen, Kirschen, Trinkfrucht oder Säfte der Baby- und Kleinkinderkost.
- Vermeiden Sie allzu saures Obst wie Kiwis oder Zitrusfrüchte.

Fisch

- gedünstete, leicht angebratene oder in Brat- oder Aluminiumfolie zubereitete Fischspeisen: Forelle, Zander, Hecht, Dorsch, Scholle, Kabeljau, Seelachs, tiefgekühltes Fischfilet

Fleisch

- gekochte, gedünstete, in Brat- oder Aluminiumfolie zubereitete Fleischspeisen, Faschiertes: Huhn oder Pute, Kalbfleisch, gut abgelegenes Rindfleisch
- magerer, milder Schinken; milde, fettarme Wurstwaren
- milde, fettarme Rind- oder Hühnersuppe mit Einlage

Gewürze

- Salz, Kräutersalz, alle Küchenkräuter, Kümmel, Anis, Zimt, Gewürznelken, Essig, Zitronensaft. Die Speisen sollten mäßig gewürzt und vor allem nicht zu sauer oder zu süß sein.

Eier

- als Legierung in Suppe oder Milchspeise, weiches Ei, diätetische Eierspeise oder andere Eierspeisen, verkocht zu Pudding, Auflauf, Mehlspeisen

Fette

- mäßige bis normale Mengen Butter, gute Margarine, hochqualitative Speiseöle (Rapsöl, Maiskeimöl, Olivenöl)

Milch und Milchprodukte

- Topfen (Quark), Gervais, Philadelphia, Cottage Cheese, milder Schmelzkäse, milder Hartkäse wie Edamer Käse, Butter- oder Goudakäse
- Die Verträglichkeit von Milch ist sehr unterschiedlich. Am besten verträglich sind: Bifidus, Joghurt, Buttermilch, gekochte süße Milch oder Molkegetränke sowie Reis-, Hafer- oder Kokosmilch
- Pudding
- warme, leicht gesüßte Milchspeisen

Wenn Sie tierische Milchprodukte nicht vertragen oder Sie sich vegan ernähren, können Sie statt Kuhmilch Sojamilch-, Mandelmilch- oder Reismilchprodukte verwenden. Diese erhalten Sie im gut sortierten Drogeriemarkt oder im Bioladen bzw. in gut sortierten Supermärkten.

Beispiele für Tageskostpläne der Aufbaukost

1. Tag

1. Frühstück:	Milch oder Kräutertee	
	altbackenes Kipferl/Hörnchen, Butter	
2. Frühstück:	Zwieback, Karottensaft	
Mittagessen:	Eingemachtes Kalbfleisch	(Seite 98)
	Reis	
Jause:	Toastbrot, milder Topfenaufstrich	
Abendessen:	Grießpudding	(Seite 106)
	Apfelkompott	(Seite 69)
Nachtmahlzeit:	Zwieback	

2. Tag

1. Frühstück:	Malzkaffee	
	altbackenes Grahamweckerl mit Gervais	
2. Frühstück:	Zwieback, Kräutertee	
Mittagessen:	Pochiertes Ei	(Seite 83)
	Spinat	(Seite 105)
	Kartoffelpüree	(Seite 68)
Jause:	Joghurt	
Abendessen:	Gemüsecremesuppe	(Seite 70–73)
	Toastbrot	
	gekochter Salat	
Nachtmahlzelt:	Zwieback	

3. Tag

1. Frühstück:	Tee	
	mürbes Weckerl, Gervais und Schinken	
2. Frühstück:	Biskotten, Banane	
Mittagessen:	Fenchelcremesuppe	(Seite 71)
	Schollenfilet	(Seite 122)
	gedünsteter Reis	
Jause:	Kekse	
Abendessen:	Tee	
	Milchreis	(Seite 68)
	Apfelkompott	(Seite 69)
Nachtmahlzeit:	Zwieback	

Dauerkost (Rezepte ab Seite 55)

- Vermeiden von Nahrungsmitteln, die häufig Probleme verursachen   (Seite 31)
- Regeln für richtiges Essverhalten beachten   (Seite 30)
- Ernährungszusammenstellung nach den Regeln der leichten Vollkost   (Seite 27–29)

Beispiele für Tageskostpläne der Dauerkost

1. Tag

1. Frühstück:	Milch	
	Grahamweckerl	
	Butter	
	Kümmeltopfen	(Seite 82)
2. Frühstück:	säurearmer, mürber Apfel	
	Kräutertee	
Mittagessen:	Karottencremesuppe	(Seite 73)
	Kräuternudeln	(Seite 90)
	Apfelkompott	(Seite 69)
Jause:	Biskuit, Kräutertee	(Seite 107)
Abendessen:	Kartoffelcremesuppe	(Seite 70)
	Brot mit Schmelzkäse	
Nachtmahlzeit:	Zwieback, Milch	

2. Tag

1. Frühstück:	Kräutertee	
	Kipferl/Hörnchen, Butter	
	1 weiches Ei	
2. Frühstück:	Bananenfrappé	
Mittagessen:	Folienfisch mild	(Seite 95)
	Kartoffel-Karotten-Püree	(Seite 100)
	Vogerlsalat (Feldsalat)	
Jause:	Milchkaffee	
	Kipferl/Hörnchen	
Abendessen:	Gemüsecremesuppe	(Seite 70–73)
	Schinken-Käse-Toast	
Nachtmahlzeit:	Zwieback	
	Milch	

3. Tag

1. Frühstück:	Kakao Knäckebrot Butter, Streichkäse	
2. Frühstück:	Bifidus; eine reife, säurearme Birne	
Mittagessen:	Karfiolauflauf (Blumenkohl) mild	(Seite 90)
	Kopfsalat	(Seite 134)
	Apfelmus	(Seite 65)
Jause:	Kekse	
Abendessen:	Tee Hühnersuppe	(Seite 67)
	Grahamweckerl, Butter, Schinken	
Nachtmahlzeit:	Zwieback Milch	

4. Tag

1. Frühstück:	Heller Schwarztee Schwarzbrot Butter, Edamer Käse	
2. Frühstück:	Kekse Apfelkompott	(Seite 69)
Mittagessen:	Kartoffellaibchen mit Käse	(Seite 93)
	gekochter Karottensalat	(Seite 135)
	Joghurt	
Jause:	Kräutertee Biskuit	
Abendessen:	Cremesuppe	(Seite 70–73)
	Weißbrot	
Nachtmahlzeit:	Zwieback, Tee	

5. Tag

1. Frühstück:	Pfefferminztee	
	Käsetoast	(Seite 85)
2. Frühstück:	Banane	
Mittagessen:	Zucchini-Hähnchen-Risotto	(Seite 97)
	Bananen-Birnen-Salat	(Seite 106)
Jause:	Buttermilch	
	Grahamweckerl	
Abendessen:	Schafskäseecken	(Seite 86)
	Kräutertee	
Nachtmahlzeit:	Zwieback	

6. Tag

1. Frühstück:	Ovomaltine	
	Weißbrot	
	Butter, Schinken	
2. Frühstück:	Kräutertee	
	Kekse	
Mittagessen:	gekochtes Rindfleisch	(Seite 99)
	Cremespinat	
	Petersilienkartoffeln	(Seite 102)
	Birnenkompott	(Seite 69)
Jause:	Schokoladenpudding	(Seite 107)
Abendessen:	Zucchini mit Rührei	(Seite 86)
	getoastetes Weißbrot	
Nachtmahlzeit:	Zwieback	

7. Tag

1. Frühstück:	Milch
	Kipferl/Hörnchen, Butter
	Gervais
2. Frühstück:	Melone, Biskotten
Mittagessen:	Frittatensuppe (Seite 76)
	Spinatnocken (Seite 90)
	Rote-Rüben-Salat (Seite 135)
Jause:	Fruchtsaft
	Kekse
Abendessen:	Grahamweckerl, Butter
	Schinken
	Weintrauben
Nachtmahlzeit:	Zwieback, Kräutertee

8. Tag

1. Frühstück:	Heller Schwarztee
	Brioche
2. Frühstück:	Karottensaft
	Schinkenbrot
Mittagessen:	Hühnerragout mit Reis (Seite 98)
	gemischter Salat
Jause:	Obstschaum (Seite 84)
Abendessen:	Kartoffelcremesuppe (Seite 70)
	Birnen-Käse-Salat (Seite 79)
Nachtmahlzeit:	Zwieback

9. Tag

1. Frühstück:	Kräutertee	
	Knäckebrot, Butter	
	Butterkäse	
2. Frühstück:	Tee, Biskuit	
Mittagessen:	Folienfisch	(Seite 95)
	Reis	
Jause:	Buttermilch	
Abendessen:	Avocadoaufstrich	(Seite 78)
	Vollkornbrot	
Nachtmahlzeit:	Zwieback	

10. Tag

1. Frühstück:	Milch	
	Grahamweckerl	
	Butter	
	Schinkentopfen	(Seite 79)
2. Frühstück:	Apfelmus	
Mittagessen:	Nudelauflauf	(Seite 91, 92)
	Sellerie-Kartoffel-Salat	(Seite 100)
	Melonensalat	(Seite 82)
Jause:	Heller Schwarztee	
	Brioche	
Abendessen:	Gurkensuppe	(Seite 74)
	Vollkornbrot mit Topfenaufstrich	
Nachtmahlzeit:	Zwieback	

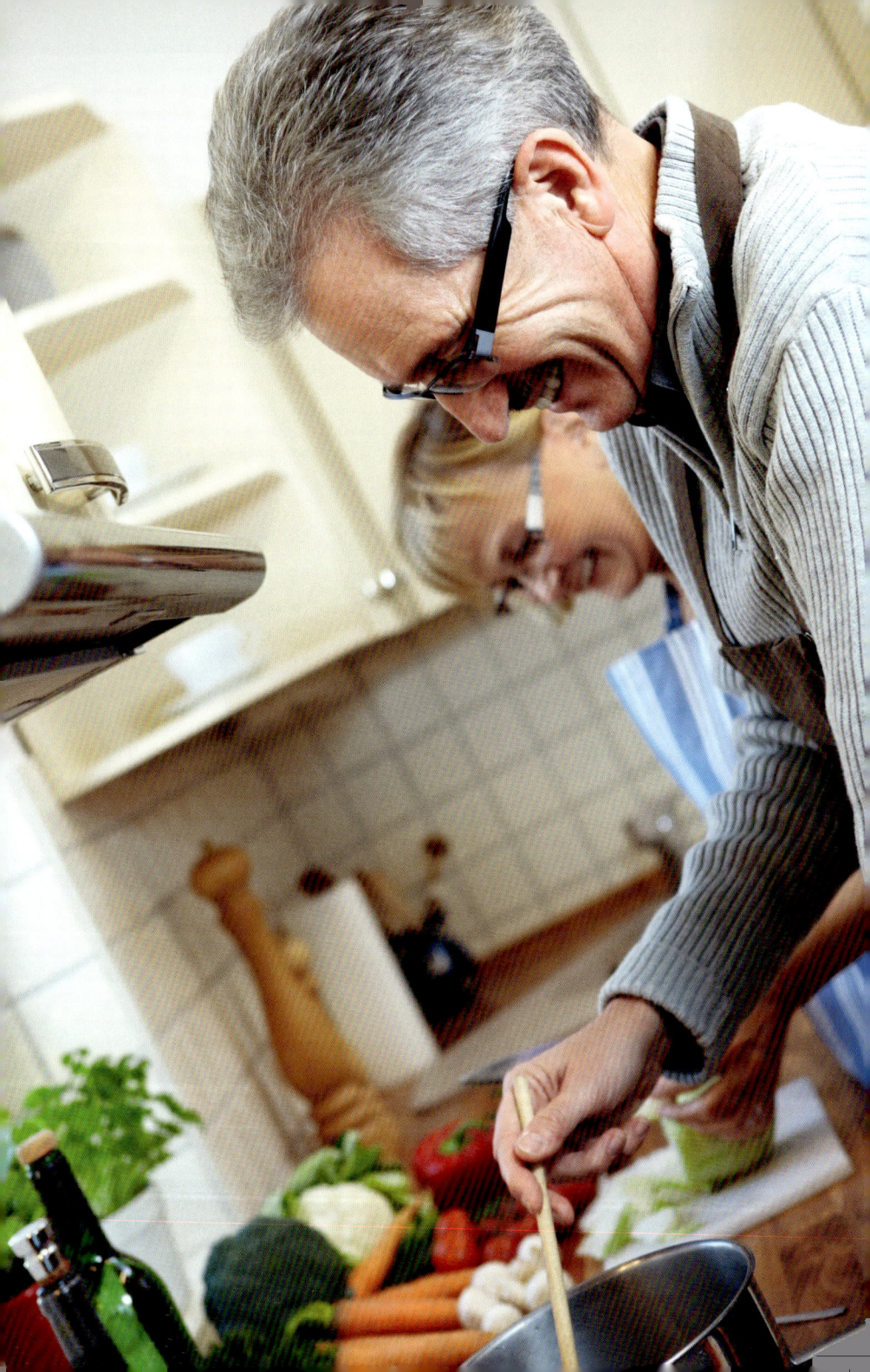

TEEPAUSE

TEE

Die unten genannten Teesorten können Sie direkt über Ihre Apotheke oder ein Reformhaus beziehen. Sie können die Sorten abwechseln oder bei Ihrer bevorzugten Sorte bleiben. Selbstverständlich sind diese Teesorten weit über die Teepause hinweg uneingeschränkt für Sie empfehlenswert.

FENCHELTEE

1–3 TL Fenchelsamen mit etwa 1 l kochendem Wasser übergießen, zudecken und nach 10 Min. abseihen. Mehrere Tassen täglich trinken.

KAMILLENBLÜTENTEE

1 EL Kamillenblüten pro Tasse Tee mit entsprechender Menge kochendem Wasser übergießen, zudecken und nach 10 Min. abseihen. Mehrere Tassen täglich trinken.

KÄSEPAPPELTEE

1 TL Käsepappelblätter pro Tasse Tee mit entsprechender Menge kochendem Wasser übergießen, zudecken und nach 10 Min. abseihen. Mehrere Tassen täglich trinken.

RINGELBLUMENTEE

1–2 TL Ringelblumenblüten mit ½ l kochendem Wasser übergießen, zudecken und nach 10 Min. abseihen. Mehrere Tassen täglich trinken.

MAGENTEEMISCHUNG

Bestehend aus: Malvenblatt, Malvenblüten, Ringelblumenblüten, Eibischwurzel und Süßholzwurzel. 1 gehäuften TL pro Tasse Tee mit entsprechender Menge kochendem Wasser übergießen, zudecken und nach 10 Min. abseihen. Mehrere Tassen täglich trinken.

SUPPEN

REIS-CONGEE (CHINESISCHER REISBREI – ALTES TRADITIONELLES REZEPT)

Zutaten für 3–4 Portionen:

100 g Vollkornreis
oder weißer Reis

1 l Wasser

Salz

Zubereitung:

Den Reis mit kaltem Wasser aufgießen und in einem weiten hohen Topf (beim Kochen schäumt der Reis, im kleinen Topf würde er überkochen) mit gut verschließbarem Deckel 3–4 Std. lang mild kochen. Bei Bedarf immer wieder mit Wasser aufgießen und zum Schluss leicht salzen. Das Reis-Congee kann für 3–4 Tage vorgekocht werden.

> Das Rezept entstammt der alten chinesischen Medizin, gehört zu der bekömmlichsten Speise der Welt und hat eine wunderbar heilende, entlastende Wirkung auf Magen und Darm. Diese Breisuppe kann über den Tag verteilt warm verzehrt werden und eignet sich wunderbar für die Teepause.

REIS-CONGEE MIT KAROTTEN UND FENCHEL

Zutaten für 3–4 Portionen:

100 g Vollkornreis
oder weißer Reis

1 l Wasser

1 Karotte

½ Fenchelknolle

Salz

Zubereitung:

Der noch kalten Reis-Wasser-Mischung klein geschnittene Karotten und Fenchelstücke beimengen und alles 3–4 Std. lang bei geschlossenem Deckel mild kochen. Bei Bedarf immer wieder mit Wasser aufgießen und zum Schluss leicht salzen.

MILDE GRIESSSUPPE

Zutaten für 2 Portionen:

4 EL Grieß
(Weizen oder Dinkel)

2 EL Butter

½ l Gemüse- oder
Fleischbrühe

Petersilie

Zubereitung:

Den Grieß in Butter hell anlaufen lassen, mit Brühe aufgießen und weich kochen (etwa 10 Min. lang). Abschließend würzen und mit gehackter Petersilie servieren.

SCHLEIMSUPPE AUS REIS

Zutaten für 4 Portionen:

8 EL Reis

1 l Wasser oder
milde Brühe

1–2 EL Butter
oder Margarine

evtl. Salz

Zubereitung:

Den Reis mit kaltem Wasser oder Brühe 1 ½ Std. lang auf kleiner Flamme kochen. Ab und zu kaltes Wasser nachgießen. Gelegentlich umrühren und mit dem Schneebesen die Reiskörner etwas zerschlagen. Die Suppe durch ein Sieb streichen, mit Wasser zur gewünschten Konsistenz bringen, noch einmal aufkochen, eventuell mit Salz nachwürzen und mit Butter oder Margarine abschmecken.

Tipp für die Aufbaukost: Sie können in diese Suppe zum Schluss mit dem Schneebesen ein Eigelb einrühren.

SCHLEIMSUPPE AUS HAFERFLOCKEN

Zutaten für 2 Portionen:

2 EL Hafer- oder
Schmelzflocken

½ l Wasser oder milde
Gemüse- oder
Hühnerbrühe

Salz bei Bedarf

1 EL Butter
oder Margarine

Zubereitung:

Die Haferflocken mit kaltem Wasser oder Brühe zustellen und 1 Std. lang auf kleiner Flamme kochen. Die Suppe leicht durch ein Sieb streichen, mit Wasser zur gewünschten Konsistenz bringen, noch einmal aufkochen und mit Salz und Butter abschmecken. Diese Suppe eignet sich hervorragend für die erste Nahrungsaufnahme in der späten Teepause.

Tipp für die Aufbaukost: Schleimsuppen können durch die Zugabe von gekochten Karotten, Zucchini oder Spinat und anschließendes Pürieren erweitert werden. Diese Zutaten verleihen der Suppe eine ansprechende Farbe.

HAFERFLOCKENSUPPE

Zutaten für 1 Portion:

2 EL Haferflocken

1–2 EL Butter oder
Margarine

Salz

Petersilie

evtl. 1 Eigelb

evtl. 2 TL Sahne

Zubereitung:

Die Haferflocken bzw. das Hafermark in Butter oder Margarine hell anlaufen lassen, mit Brühe aufgießen und weich kochen (etwa 10 Min. lang), würzen und mit gehackter Petersilie servieren.

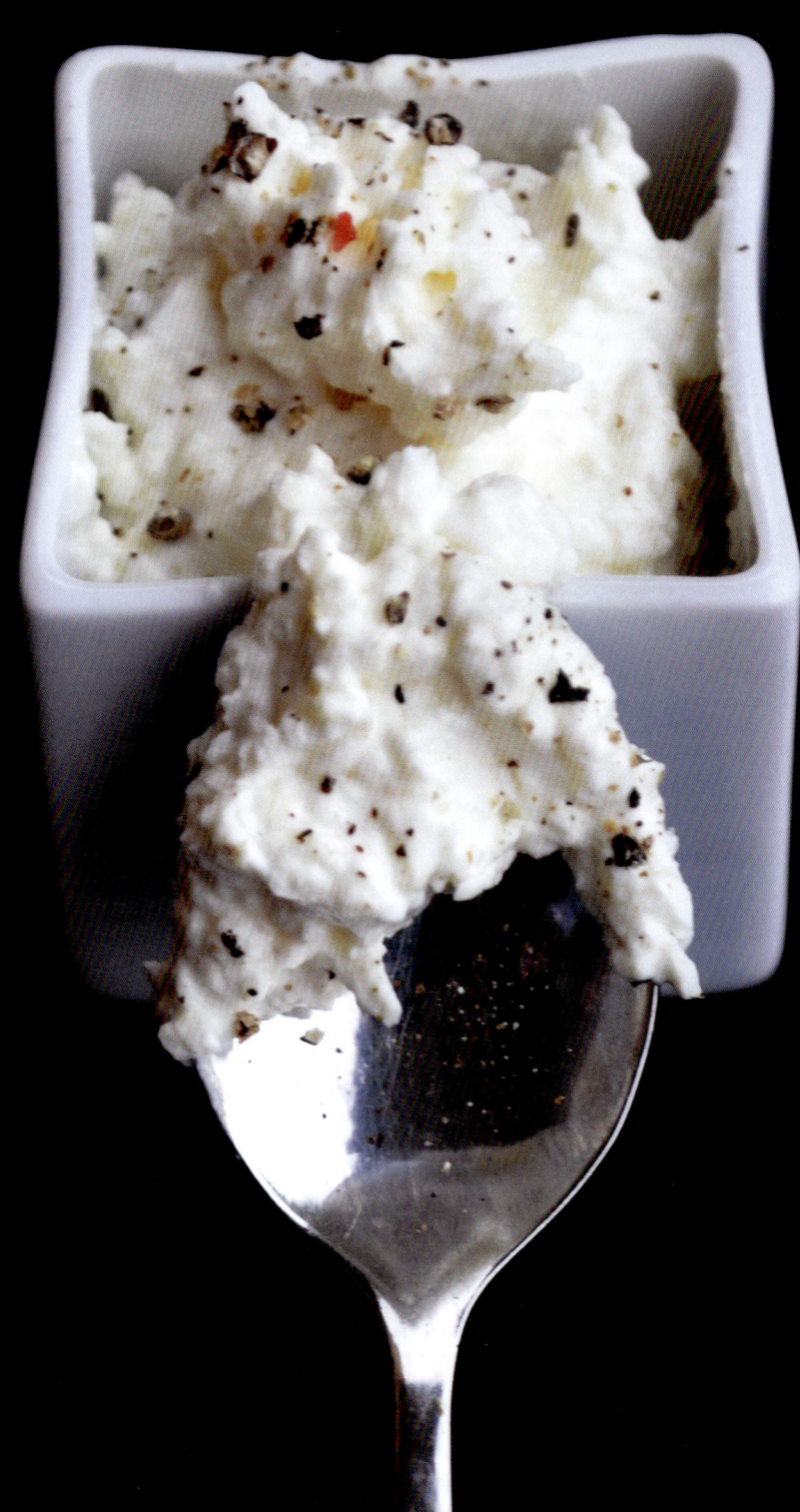

KLEINE KALTE UND WARME SPEISEN

TOPFEN-KÄSE-AUFSTRICH

Zutaten für 1 Portion:

250 g (1 Becher) Topfen (Quark)

80 g Edamer Käse oder Gouda

2 EL Sauerrahm

evtl. Salz

Zubereitung:
Den Topfen mit dem Sauerrahm und dem fein geriebenen Käse verrühren und bei Bedarf salzen.

APFELMUS I

Zutaten für 1 Portion:

100 g mürbe Äpfel

1 EL Butter

1 TL Zucker

evtl. etwas Zitronensaft

etwas Wasser

Zubereitung:
Den Zucker in der Butter hell anschwitzen. Die geschälten Apfelspalten, etwas Wasser und Zitronensaft hinzufügen und bis zum Zerfallen dünsten. Die Apfelstücke eventuell mit einer Gabel noch zusätzlich zerkleinern oder mit dem Pürierstab pürieren.

APFELMUS II

Zutaten für 1 Portion:

½ kg Äpfel

⅛ l Wasser

Zucker oder Honig

Zimt

Zubereitung:
Die Äpfel schälen, entkernen und klein schneiden. In ⅛ l Wasser weich kochen und pürieren, mit Zucker oder Honig sowie Zimt abschmecken.

ÜBERGANG TEEPAUSE – AUFBAUKOST

SUPPEN

KÜMMELSUPPE

Zutaten für 1 Portion:

2 EL Mehl

1–2 EL Butter oder Margarine

2 TL Kümmel (evtl. gemahlen)

Salz

evtl. leicht geröstete Semmelwürfel

Zubereitung:

Butter zerlassen, Mehl und Kümmel darin hell anlaufen lassen, mit Wasser aufgießen, die Suppe gut verkochen und salzen.

Tipp: Geröstete Semmelwürfel können als Suppeneinlage gereicht werden.

GEMÜSEBRÜHE MIT BROT

Zutaten für 2 Portionen:

3 Karotten (fein geraspelt)

½ l Gemüsebrühe

2 Toastbrotscheiben (im Ofen gebacken)

25 g geriebener Käse

Zubereitung:

Die Gemüsebrühe mit den geriebenen Karotten etwa 5 Min. lang garen, im Suppenteller die geviertelten Toastbrotscheiben anrichten, mit Käse bestreuen und mit Suppe übergießen.

GRIESSNOCKERL

Zutaten für 5 Portionen:

1 Ei

3–4 EL Butter oder Margarine

100 g Grieß

Salz

Muskat

Petersilie

Zubereitung:

Ei, Butter, Grieß, Salz, Muskat und die gehackte Petersilie gut verrühren. Die Masse ½ Std. lang rasten lassen. Kleine Nockerln formen und in eine leicht kochende Suppe legen. Zugedeckt 10 Min. lang leicht kochen und 20 Min. lang in der Suppe ziehen lassen.

SUPPE MIT EINLAGE AUS WEISSBROTSTREIFEN (PANADELSUPPE)

Zutaten für 2 Portionen:

2 Semmeln

2 EL Butter oder Margarine

¾ l Wasser oder milde Brühe

Salz bei Bedarf

Muskat

Kümmel

evtl. Petersilie

evtl. 1 Eigelb

evtl. 2 TL Sahne

Zubereitung:

Die altbackene Semmel kurz in Wasser einweichen. Salz, Kümmel, Butter und Wasser zum Kochen bringen, die ausgedrückten Semmelstücke dazugeben und unter Rühren gut verkochen. Die Suppe passieren, würzen und noch einmal aufkochen.

Tipp: In der Aufbaukostphase kann die Suppe auch mit Sahne und Eigelb oder nur mit Sahne legiert werden. Anschließend evtl. Petersilie darüberstreuen.

KLASSISCHE HÜHNERSUPPE

Zutaten für 4 Portionen:

1 Suppenhuhn (ganz)

1–2 Stk. Suppengrün (Karotten, Sellerie, Petersilie)

evtl. 1 Stück frischer Ingwer (fingergroß)

evtl. 2 Lorbeerblätter

Salz

Zubereitung:

Den Ingwer schälen und in Scheiben schneiden. Das Gemüse putzen und in mundgerechte Stücke schneiden. Das ganze Huhn mit allen Zutaten in einen ausreichend großen Topf schichten und mit Wasser aufgießen, bis das Huhn reichlich bedeckt ist. Auf mittlerer Flamme gut 1½ Std. lang kochen. Mit Salz abschmecken.

Für die Teepause eignet sich nur die abgeseihte Brühe ohne Fleisch und Gemüse. Für die Aufbaukost oder die Dauerkost das Huhn herausnehmen, das Fleisch sorgfältig von den Knochen lösen und in mundgerechte Stücke schneiden. Das Fleisch zurück in die Suppe geben und servieren.

Tipp: Sie können Suppennudeln oder gekochten Reis als Suppeneinlage dazu reichen.

BISKUITSCHÖBERL

Zutaten für 2 Portionen:

1 Ei

2 EL Mehl

Salz

Zubereitung:

Das Ei trennen. Das Eiweiß zu einem steifen Schnee schlagen. Anschließend Eigelb, Mehl und Salz unterziehen. Die Schöberlmasse in eine befettete, bemehlte Form geben und backen. In Rhomben geschnitten servieren.

KLEINE KALTE UND WARME SPEISEN

MILCHREIS

Zutaten für 1 Portion:

½ l Milch

40 g (ca. 4–5 EL) Reis

1–2 EL Zucker

evtl. Butter

evtl. Zimt

evtl. Kakao

evtl. Schokolade

Zubereitung:

Die Milch mit dem Reis zum Kochen bringen und auf kleiner Flamme so lange kochen, bis der Reis weich ist. Wird der Milchreis zu dick, Milch nachgießen. Süßen und noch 2 Min. lang kochen. Der Milchreis kann mit Butter oder mit Kakao und Zucker oder mit Zimt und Zucker serviert werden.

KARTOFFELPÜREE

Zutaten für 2 Portionen:

3–4 große, mehlig kochende Kartoffeln

Milch

1 EL Butter

Salz

Petersilie

Zubereitung:

Die Kartoffeln schälen, klein schneiden und in gesalzenem Wasser gar kochen. Das Wasser abgießen und die Kartoffeln zerdrücken (z. B. mit einem Püreestampfer). Nach und nach die Milch hinzufügen und 1 großen EL Butter daruntermischen. Abschmecken und mit der Milch bis zur gewünschten Konsistenz verrühren. Abschließend Petersilie darüberstreuen.

MILCHGRIESS

Zutaten für 1 Portion:

½ l Milch

3–4 EL Grieß

1–2 EL Zucker

evtl. Butter oder Zimt

evtl. Zitronenschale

evtl. Kakao

Zubereitung:

Die Milch zum Kochen bringen, den Grieß einrieseln lassen, 8 Min. lang kochen, süßen und weitere 2 Min. lang kochen. Der Milchgrieß kann abschließend mit etwas Butter oder Zimt und Zucker oder Kakao und Zucker oder mit geriebener Zitronenschale bestreut werden.

APFELKOMPOTT

Zutaten für 4 Portionen:

500 g Äpfel

½ l Wasser

Schale von ½ Zitrone

2 EL Zucker

1 Zimtstange

2 Gewürznelken

Zubereitung:

Die Äpfel schälen, entkernen und nach Wunsch zerkleinern. Mit Wasser und den Gewürzen aufkochen und 5 Min. lang weich dünsten. Abkühlen lassen und servieren.

BIRNENKOMPOTT

Zutaten für 4 Portionen:

500 g Birnen

½ l Wasser

1 Zimtstange

Rosinen

1 Gewürznelke

etwas Honig

Zubereitung:

Die Birnen vierteln, schälen, entkernen und in die gewünschte Größe schneiden. Mit dem Wasser und den Gewürzen aufkochen und 5 Min. lang garen. Abkühlen und abschmecken.

KARTOFFELSCHNEE

Zutaten für 1 Portion:

200 g Kartoffeln (geschält)

20 g Butter oder Margarine

Salz

Petersilie

Zubereitung:

Die ohne Schale gekochten Kartoffeln durch ein Passiersieb auf den angewärmten Portionsteller drücken, mit geschmolzener Butter beträufeln und mit Salz und gehackter Petersilie würzen.

AUFBAUKOST

GEMÜSECREMESUPPEN

Tipp: Für die Aufbaukost kann die Menge an Schlagobers (Sahne) reduziert und dafür mehr Suppe verwendet werden. Die Suppe wird dann dünner und weniger gehaltvoll. Als Alternative zu Obers oder Crème fraîche können Sie auch sämtliche kalorienreduzierten pflanzlichen Cremes (Hafer-, Soja-, Kokos-, oder Mandelcreme) verwenden.

KAROTTENCREMESUPPE

Zutaten für 4 Portionen:

2–3 große Karotten

½ Zwiebel (fein gehackt)

¾ l Suppe

½ Becher Obers (Sahne) oder Crème fine

1 EL Butter oder Margarine

Salz

½ TL Zucker

evtl. 1 Stück frischer Ingwer (daumengroß)

Zubereitung:

Karotten schälen und klein würfeln, Zwiebel in Butter anschwitzen, Karotten hinzufügen und mit dem Zucker kurz anbraten. Den geschälten, geriebenen Ingwer dazugeben und mit Suppe und Obers aufgießen. Die Karotten weich kochen und mit dem Pürierstab cremig rühren.

KARTOFFELCREMESUPPE

Zutaten für 3–4 Portionen:

3 große oder 4 mittlere Kartoffeln

½ Zwiebel (fein gehackt)

¾ l Gemüse- oder Hühnerbrühe

½ Becher (125 g) Obers (Sahne) oder Crème fraîche

Salz

Majoran

1 EL Butter oder Margarine

Zubereitung:

Die Kartoffeln schälen und kleinwürfelig schneiden. Die fein gehackte Zwiebel in Butter leicht anschwitzen, die Kartoffeln dazugeben und mitschwitzen lassen. Mit Suppe und Obers aufgießen und weich garen. Mit dem Pürierstab cremig rühren und abschließend mit den Gewürzen abschmecken.

TOMATENCREMESUPPE

Zutaten für 3–4 Portionen:

4–5 große, reife Tomaten
½ Zwiebel (klein gehackt)
¾ l Gemüse- oder Hühnerbrühe
1 EL Olivenöl
½ Becher Obers (Sahne) oder Crème fraîche (125 g)
Salz

Zubereitung:

Tomaten mit kochendem Wasser überbrühen, häuten, entkernen und klein schneiden. Zwiebel in Olivenöl anschwitzen, Tomaten dazugeben, mit Suppe und Obers aufgießen und gut durchkochen. Mit dem Pürierstab cremig rühren und abschmecken.

FENCHELCREMESUPPE

Zutaten für 4 Portionen:

1 große Knolle Fenchel
½ Zwiebel (fein gehackt)
¾ l Suppe
½ Becher Obers oder Crème fine
1 EL Butter oder Margarine
Salz
Muskat

Zubereitung:

Den Fenchel klein würfeln, das Fenchelgrün aufbewahren. Die Zwiebel in Butter anschwitzen. Den Fenchel dazugeben, kurz mitbraten und mit Suppe und Obers aufgießen. Das Gemüse weich kochen und mit dem Pürierstab cremig rühren. Mit Salz und Muskat abschmecken.

ZUCCHINICREMESUPPE

Zutaten für 4 Portionen:

2 mittlere Zucchini
½ Zwiebel (fein gehackt)
¾ l Gemüse- oder Hühnerbrühe
½ Becher Obers (Sahne) oder Crème fraîche (125 g)
1 EL Butter oder Margarine
frischer Thymian
Salz

Zubereitung:

Die Zucchini klein würfeln, die Zwiebel in Butter anschwitzen. Zucchini und einige Blätter Thymian hinzufügen und kurz mitbraten. Mit Suppe und Obers aufgießen und gar kochen. Mit einem Pürierstab cremig rühren und abschließend mit Salz abschmecken.

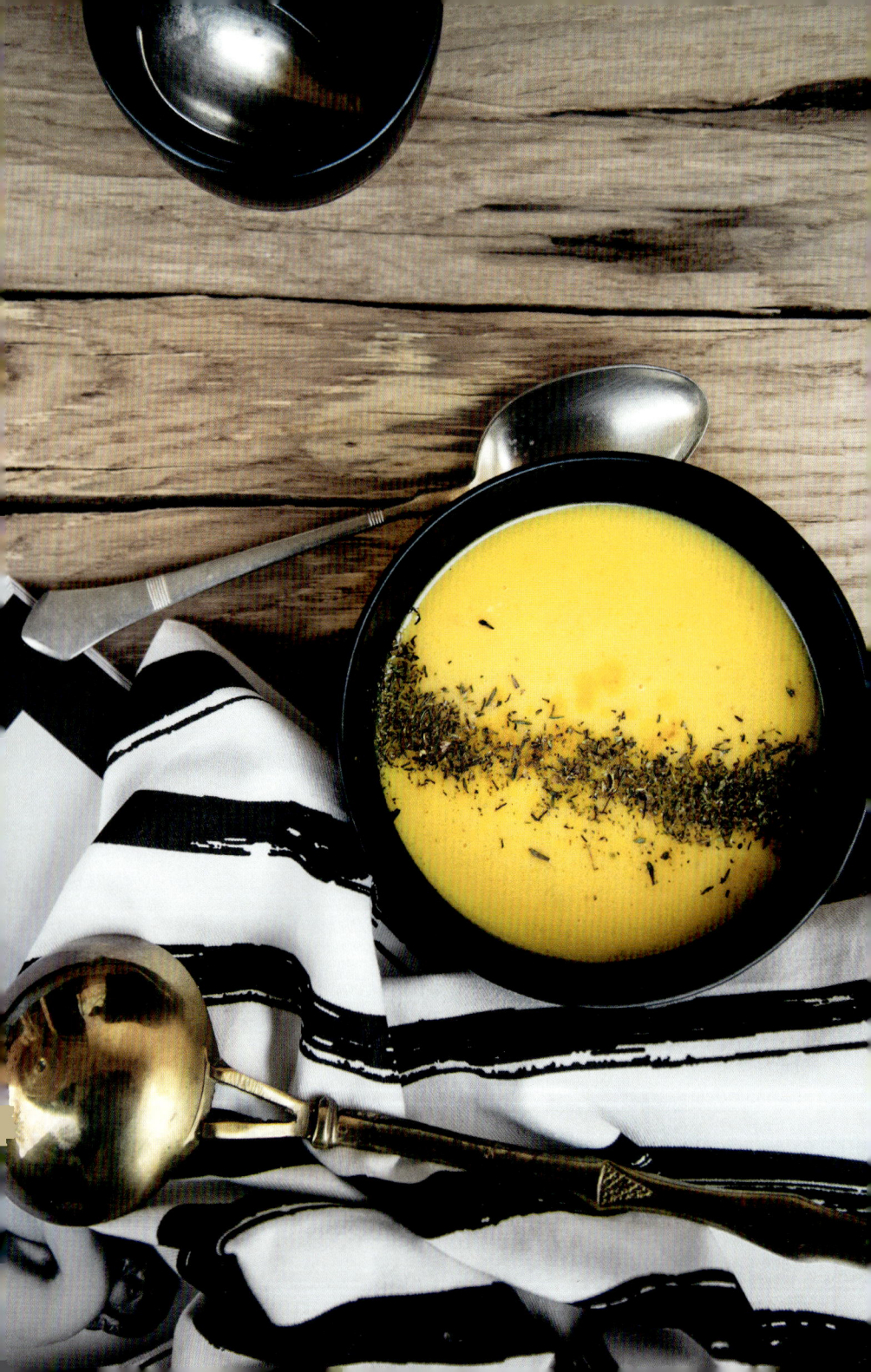

KÜRBISCREMESUPPE 📷

Zutaten für 4 Portionen:

2 große Hand voll Kürbisfleisch

½ Zwiebel (fein gehackt)

¾ l Gemüse- oder Hühnerbrühe

½ Becher Obers (Sahne) oder Crème fraîche (125 g)

1 EL Butter oder Margarine

Salz

Muskat

Zubereitung:

Den Kürbis kleinwürfelig schneiden, die Zwiebel in Butter anschwitzen. Das Kürbisgemüse beimengen, kurz mitbraten und mit Suppe und Obers aufgießen. Weich garen und mit dem Pürierstab cremig rühren. Mit Salz und Muskat gut abschmecken.

SELLERIECREMESUPPE

Zutaten für 4 Portionen:

½ große Sellerieknolle

½ Zwiebel (fein gehackt)

¾ l Suppe

½ Becher Obers (Sahne) oder Crème fine

1 EL Butter oder Margarine

Salz

Muskat

Zubereitung:

Sellerie schälen und klein würfeln, die Zwiebel in Butter anschwitzen. Sellerie dazugeben, kurz mitbraten und mit Suppe und Obers aufgießen. Das Gemüse weich kochen und mit dem Pürierstab cremig rühren. Mit Salz und Muskat abschmecken.

KÜRBISCREMESUPPE EXOTISCH

Zutaten für 3–4 Portionen:

2 große Hand voll Kürbisfleisch

½ Zwiebel (fein gehackt)

¾ l Suppe

125 g Kokosmilch

1 EL Butter oder Margarine

evtl. milder Curry

evtl. Koriander

evtl. Salz

Zubereitung:

Den Kürbis klein würfeln, die Zwiebel in Butter anschwitzen, das Kürbisgemüse beifügen, kurz mitbraten und mit Suppe und Kokosmilch aufgießen. Weichkochen und mit dem Pürierstab cremig verrühren. Mit Curry, evtl. Salz und Koriander fein abschmecken.

Achtung: Diese Suppe eignet sich aufgrund der Gewürze erst in der späten Aufbaukost.

WEITERE SUPPEN

HEISSE GURKENSUPPE

Zutaten für 1 Portion:

150 g Gurken

⅛ l Wasser oder Brühe

40 g Sahnejoghurt/
Sauerrahm

Salz

frische Kräuter, z. B. Dill

1 EL Mehl

1 EL Butter oder Margarine

Kümmel

Zubereitung:

Die Gurken grob reiben. Sahnejoghurt/Sauerrahm versprudeln, salzen und die gehackten Kräuter beimengen. Eine helle Einbrennsuppe aus Mehl, Butter, Kümmel und der Brühe zubereiten, die Gurken untermischen und die Joghurtmischung einrühren. Abschließend noch einmal aufkochen.

EINTROPFSUPPE

Zutaten für 1 Portion:

200 g Suppe

3 EL Mehl

1 EL Milch

1 Ei

Salz

Petersilie

Zubereitung:

Ei, Mehl, Milch und Salz verrühren und durch ein Nudelsieb oder mithilfe eines Schnabeltopfes in die kochende Suppe einrühren. Etwa 2 Min. lang kochen. Mit gehackter Petersilie servieren.

DINKELFLOCKENSUPPE

Zutaten für 2 Portionen:

75 g Dinkelflocken

1–2 EL Butter oder
Margarine

100 g Kefir

½ l Gemüsebrühe

frische Kräuter

Zubereitung:

Die Dinkelflocken mit Butter oder Margarine leicht anrösten und anrichten. Kefir und die fein gehackten frischen Kräuter, wie z. B. Kresse oder Petersilie, zugeben und mit heißer Gemüsebrühe übergießen.

HÜHNEREINMACHSUPPE

Zutaten für 2 Portionen:

1 Hühnerbrustfilet

1 EL Mehl

1 EL Butter oder Margarine

Wurzelgemüse

Zwiebel

optional 1 EL Sahne

Salz

Muskat

Petersilie

Zubereitung:

Das Huhn mit Wurzelgemüse, Zwiebel und Salz in Wasser weich kochen. Das Filet mundgerecht schneiden. Eine helle Einmach aus Mehl und Butter oder Margarine mit dem Hühnerkochwasser aufgießen und mit dem Hühnerfleisch gut verkochen. Mit Salz, Muskat und gehackter Petersilie würzen.

Tipp: Die Suppe kann mit Sahne legiert werden. Zur Suppe passen auch Suppennudeln als Einlage.

KALBSEINMACHSUPPE

Zutaten für 1 Portion:

100 g Kalbfleisch

1 EL Mehl

1 EL Butter oder Margarine

Wurzelgemüse

1 Zwiebel

1 EL Sahne

Salz

Muskat

Petersilie

Zubereitung:

Das Kalbfleisch mit Wurzelgemüse, Zwiebel und Salz im Wasser weich kochen. Das Fleisch mundgerecht schneiden. Eine helle Einmach aus Mehl und Butter oder Margarine zubereiten und mit der Kalbssuppe aufgießen. Das Fleisch dazugeben und alles gut verkochen. Abschließend mit Salz, Muskat und gehackter Petersilie würzen.

Tipp: Die Suppe kann mit Sahne legiert werden. Zur Suppe passen auch Suppennudeln als Einlage.

SUPPENEINLAGEN FÜR MILDE, EHER FETTARME HÜHNER-, GEMÜSE- ODER RINDSUPPEN

FRITTATEN

Zutaten für 4 Portionen:

2 Eier

6 EL glattes Mehl

⅛ l Milch

1 TL Salz

Öl zum Ausbacken

Zubereitung:

Eier, Milch, Mehl und Salz glatt rühren. In einer flachen Pfanne Öl erhitzen und den Teig dünn einfließen lassen. Beidseitig goldbraun backen. So lange wiederholen, bis der gesamte Teig verbraucht ist. Den Teig erkalten lassen und in dünne Streifen schneiden. Die Frittaten in die Suppe geben, mit Schnittlauch bestreuen und sofort servieren.

KÄSESCHNITTEN

Zutaten für 2 Portionen:

1 Semmel

30 g Edamer Käse

2 EL Butter oder Margarine

1 Eigelb

Salz

Muskat

Zubereitung:

Eigelb, den geriebenen Käse, Butter oder Margarine und die Gewürze verrühren. Die Käsemasse auf Semmelscheiben streichen und im Backofen backen. In Streifen geschnitten als Suppeneinlage reichen.

SCHINKENSCHÖBERL

Zutaten für 2 Portionen:

2 EL Butter oder Margarine

1 Ei

1 Semmel

20 g Schinken

Salz

Zubereitung:

Semmel in Wasser einweichen, ausdrücken und passieren. Unter den Abtrieb von Butter oder Margarine und Eigelb die Semmel, den klein gehackten Schinken, Salz und Eischnee mengen. Die Schöberlmasse in einer befetteten Form backen.

GRÜNKERNNOCKERLN

Zutaten für 5 Portionen:

100 g fein geschroteter
Grünkern (z. B. aus dem
Reformhaus)

1 Ei

3 EL Butter
oder Margarine

¼ l Wasser

Muskat (gerieben)

Salz

Thymian

Zubereitung:

Das Wasser zum Kochen bringen, Butter oder Margarine und den Grünkernschrot einrühren. Die Hitze reduzieren und so lange rühren, bis sich die Masse als glatter Kloß vom Boden des Topfes löst. Abkühlen lassen und das Ei untermengen. Gewürze unter die abgekühlte Masse mischen. Mit einem Löffel Nockerln ausstechen und in Brühe ca. 20 Min. lang ziehen lassen.

GOLDWÜRFEL

Zutaten für 2 Portionen:

1 altbackene Semmel,
in Scheiben

1 Ei

Salz

Butter oder Margarine

Zubereitung:

Salz und Ei mit einer Gabel verrühren. Die Semmelscheiben in die Eimasse legen und ansaugen lassen. Dann auf ein befettetes Backblech legen und goldgelb backen. In Würfel schneiden.

KLEINE SPEISEN

APFEL-CHICORÉE-ROHKOST

Zutaten für 2 Portionen:

200 g mürbe,
abgelegene Äpfel

100 g Chicorée

Zitronensaft

1 EL Sahne

1 EL Joghurt

Zubereitung:

Die geschälten Äpfel dünnblättrig, den Chicorée in feine Streifen schneiden, miteinander vermengen und mit reichlich Zitronensaft marinieren. Den Salat anrichten und je 1 EL Sahne und Joghurt darüberträufeln.

AVOCADOAUFSTRICH

Zutaten für 2 Portionen:

1 reife Avocado

Petersilie (gehackt)

2 EL Sauerrahm

Salz

evtl. Saft von 1 Zitrone

Zubereitung:

Das Avocadofruchtfleisch ausschälen und in eine Schüssel geben. Mit den restlichen Zutaten vermengen und fein pürieren.

Tipp: Der Avocadoaufstrich passt zu diversen Broten als Zwischen- oder Abendmahlzeit. Er kann aber auch zu heißen Pellkartoffeln als Hauptgericht gereicht werden.

APFELREIS

Zutaten für 1 Portion:

75 g Reis

100 g mürbe,
abgelegene Äpfel

1 EL Butter
oder Margarine

1 TL Zucker

Salz

Zimt

Zucker

¼ l Wasser

evtl. Zitronensaft

Zubereitung:

Den Reis in leicht gesalzenem, kochendem Wasser kernweich dünsten. Butter oder Margarine und Zucker etwas anlaufen lassen. Die geschälten, würfelig geschnittenen Äpfel hinzufügen und im eigenen Saft, eventuell mit 2 EL Wasser, kernweich dünsten. Die Äpfel unter den Reis heben, noch einmal erwärmen, zugedeckt ausdünsten lassen und mit Zimt und Zucker servieren. Auf Wunsch mit Zitronensaft beträufeln.

GEMÜSESALAT

Zutaten für 2 Portionen:

200 g Wurzelgemüse

100 g Lauch

Salz

3 EL Öl

Kräuter nach Belieben

Zucker

evtl. etwas Essig

Zubereitung:

Das klein geschnittene Wurzelgemüse in Salzwasser dünsten, den Lauch in Salzwasser garen und klein schneiden. Das Gemüse vermengen und mit Öl, Kräutern, etwas Zucker und evtl. etwas Essig marinieren.

SCHINKENTOPFEN

Zutaten für 2–3 Portionen:

250 g Topfen (Quark)

2 EL Sauerrahm

1 EL weiche Butter
oder Margarine

2–3 Scheiben Schinken

Salz

Petersilie oder
Schnittlauch

Zubereitung:

Den Topfen mit Sauerrahm, Butter, dem fein gehackten Schinken und den angegebenen Gewürzen bzw. Kräutern vermengen.

BIRNEN-KÄSE-SALAT

Zutaten für 1–2 Portionen:

100 g Edamer Käse

100 g mürbe, abgelegene
Birnen

Zitronensaft

2 EL „Jogonaise" oder
fettarme Mayonnaise
(mildere Variante:
2 EL Joghurt)

Muskat

Salz

Zubereitung:

Käse und Birnen in feine Streifen schneiden, die Birnen mit Zitronensaft beträufeln. Die Streifen miteinander vermengen. Mit Mayonnaise, Muskat und Salz vermischen.

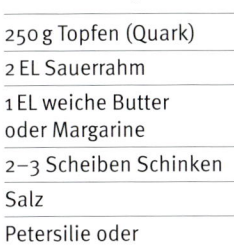

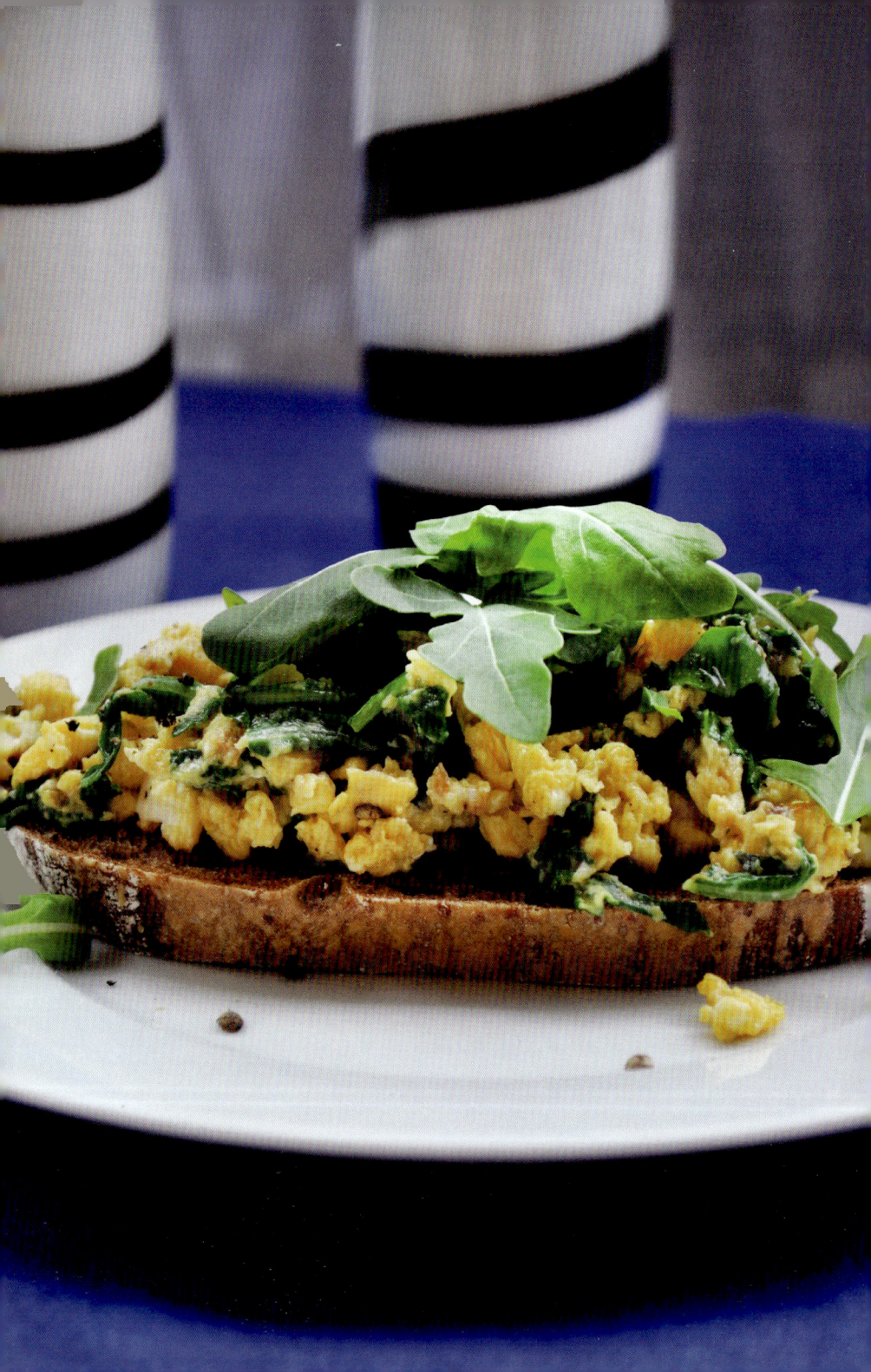

RÜHREI MIT RUCOLA UND KRÄUTERN

Zutaten für 3 Portionen:

1 Handvoll Rucola
(fein geschnitten)

3 Eier

Petersilie

Oregano

1 EL Butter
oder Margarine

Salz

Weißbrot

Zubereitung:

Butter oder Margarine in einer Pfanne erhitzen und die verquirlten, leicht gesalzenen Eier einrühren, die Kräuter und den Rucola unterheben und die Eier stocken lassen.
Mit getoastetem Weißbrot servieren.

SCHINKENSOUFFLÉ

Zutaten für 1 Portion:

⅛ l Milch

3 EL Butter
oder Margarine

4 EL Mehl

2 Eier

50 g Schinken

Salz

Muskat

Zubereitung:

Das Mehl in Butter oder Margarine hell anlaufen lassen, mit Milch aufgießen und gut verkochen (Béchamel). Eier trennen und Eiweiß zu Schnee schlagen. Unter die leicht abgekühlte Béchamel den sehr fein geschnittenen oder gehackten Schinken, die Gewürze, das Eigelb und den Eischnee ziehen. In einer befetteten, bemehlten Auflaufform backen und gleich servieren.

KÄSESOUFFLÉ

Zutaten für 1 Portionen:

⅛ l Milch

3 EL Butter
oder Margarine

4 EL Mehl

2 Eier

50 g Edamer Käse

Salz

Muskat

Zubereitung:

Das Mehl in Butter hell anlaufen lassen, mit Milch aufgießen und gut verkochen (Béchamel). Eier trennen und Eiweiß zu Schnee schlagen. Unter die leicht abgekühlte Béchamel den fein geriebenen Käse, die Gewürze, das Eigelb und den Eischnee ziehen. In einer befetteten, bemehlten Auflaufform backen und gleich anschließend servieren.

MELONENSALAT

Zutaten für 1–2 Portionen:

150 g Honigmelone

1 TL Honig

evtl. etwas Limettensaft

Zubereitung:

Das Melonenfruchtfleisch in Stifte oder kleinwürfelig schneiden. Den Honig in 2 EL heißem Wasser auflösen und über die Frucht gießen. Evtl. mit einigen Tropfen Limettensaft oder etwas Limettenfruchtfleisch würzen.

BROKKOLICREME

Zutaten für 2–3 Portionen:

300 g Brokkoli
(Röschen und Stiele)

Salz

Muskat

40 g Schmelzkäse

Zubereitung:

Die gegarten Brokkolistücke pürieren, würzen, einmal aufkochen, den grob gerissenen Schmelzkäse unterziehen und unter Rühren schmelzen lassen.

KÄSEKEKSE

Zutaten für 2 Portionen:

50 g Reibkäse

6 EL Butter
oder Margarine

8 EL Mehl

2 Eigelb

Salz

Zubereitung:

Aus Butter oder Margarine, Mehl und 1 Eigelb einen Teig zubereiten und gut verkneten. Etwas Salz unter den Teig mischen. Diesen messerrückendick ausrollen, daraus Kekse ausstechen oder ausschneiden. Die Kekse mit dem 2. Eigelb bestreichen, mit geriebenem Edamer Käse bestreuen und bei mittlerer Hitze backen.

KÜMMELTOPFEN

Zutaten für 2–3 Portionen:

250 g (1 Becher) Topfen
(Quark)

2 EL Sauerrahm

1 EL Butter
oder Margarine

1–2 TL Kümmel

Salz

Zubereitung:

Die Zutaten gut vermengen und abschmecken.

POCHIERTE EIER

Zutaten für 1 Portion:

2 Eier

Essig

Salz

Zubereitung:

Wasser mit etwas Essig und Salz zum Kochen bringen. Die Eier in einen Schöpflöffel schlagen und ins kochende Wasser einlegen. 3 Min. lang kochen lassen.

> **Tipp:** Das pochierte Ei kann in der beginnenden Aufbaukost zu einer Scheibe Toastbrot serviert werden. In der Dauerkost kann es auf gemischtem Salat als leichtes Mittag- oder Abendessen gereicht werden.

TOPFEN-KÄSE-AUFSTRICH

Zutaten für 2–3 Portionen:

250 g Topfen (Quark)

80 g Edamer Käse oder Goudakäse (fein gerieben)

2 EL Sauerrahm

Salz

Muskat

Zubereitung:

Die Zutaten gut vermengen und abschmecken.

EI-AUFSTRICH

Zutaten für 2–3 Portionen:

3 Eier (hart gekocht)

120 g (½ Becher) Topfen (Quark)

2 EL Sauerrahm

2 EL weiche Butter oder Margarine

Salz

Muskat

Petersilie

Zubereitung:

Das Eigelb der hart gekochten Eier mit der Gabel zerdrücken, das Eiweiß fein schneiden. Mit den restlichen Zutaten gut vermengen und abschmecken.

DIÄTETISCHE EIERSPEISE

Zutaten für 1 Portion:

2 Eier

2 EL Butter
oder Margarine

1 EL Milch

Salz

Petersilie

Zubereitung:

In eine größere Kasserolle mit etwas kochendem Wasser wird eine kleinere Kasserolle gestellt (Zubereitung im Wasserbad). In der kleineren Kasserolle Butter oder Margarine schmelzen lassen. Ei, Milch und Salz mit der Gabel verrühren, die Eimasse in die kleinere Kasserolle geben und unter Rühren stocken lassen. Mit gehackter Petersilie servieren.

KRÄUTERTOPFEN

Zutaten für 2–3 Portionen:

250 g (1 Becher) Topfen
(Quark)

2 EL Sauerrahm

1 EL Butter
oder Margarine

Salz

frische, gemischte Kräuter

Zubereitung:

Den Topfen mit Rahm und Butter oder Margarine gründlich mischen und mit den klein geschnittenen Kräutern und Salz abschmecken.

OBSTSCHAUM

Zutaten für 2 Portionen:

1 Eiweiß

2 EL Zucker

100 g Fruchtmus
(Babynahrung)

Zubereitung:

Eiweiß und Zucker steif aufschlagen, das Fruchtmus unterheben.

SCHINKEN MIT EI (DIÄTETISCH)

Zutaten für 1 Portion:

70 g Schinken

2 Eier

2 EL Butter
oder Margarine

Salz

Zubereitung:

Ein Wasserbad vorbereiten. Den fein geschnittenen Schinken in Butter oder Margarine anlaufen lassen, die Eier über den Schinken schlagen, salzen und stocken lassen. Das Eigelb sollte wie bei einem weichen Ei cremig weich sein.

KÄSETOAST

Zutaten für 2 Portionen:

4 Scheiben Toastbrot

3 EL Butter
oder Margarine

50 g Edamer Käse
oder Goudakäse

1 Ei

Salz

Muskat

Zubereitung:

Butter oder Margarine, geriebenen Käse, Ei, Salz und Muskat verrühren und auf die Toastscheiben streichen. Anschließend im heißen Backofen überbacken.

SCHINKEN-KÄSE-TOAST

Zutaten für 2 Portionen:

4 Scheiben Toastbrot

3 EL Butter
oder Margarine

50 g Edamer Käse
oder Goudakäse

1 Ei

1 Scheibe Schinken (fein
gewürfelt geschnitten)

Salz

Muskat

Zubereitung:

Die Zutaten gut verrühren und auf die Toastscheiben streichen. Im heißen Backofen überbacken.

SCHINKENKIPFERL

Zutaten für 2 Portionen:

1 Pkg. Blätterteig
(tiefgekühlt)

100 g magerer Schinken

Petersilie oder Majoran

Ei

Zubereitung:

Für die Schinkenfülle den Schinken sehr fein schneiden oder wiegen. Die gehackte Petersilie oder den Majoran beimengen und abschmecken. Aus dem Blätterteig Rechtecke von etwa 8 cm Seitenlänge schneiden, diese in der Mitte mit Schinkenfülle belegen, an einer Ecke beginnend leicht einrollen, zu Hörnchen formen, mit zerstoßenem (verquirltem) Ei bestreichen und bei 180° C 10 Min backen.

ZUCCHINI MIT RÜHREI

Zutaten für 2 Portionen:

1 Zucchini (mittelgroß)

4 Eier

1 EL Butter
oder Margarine

Petersilie oder andere
frische Kräuter

Salz

Zubereitung:

Die dünn in Scheiben geschnittene Zucchini langsam in Butter oder Margarine anschwitzen und mit etwas Wasser weich dünsten. Wenn das Wasser verkocht ist, die verquirlten Eier untermischen und rühren, bis das Ei stockt, aber noch saftig ist. Mit Salz abschmecken und mit Kräutern bestreuen.

SCHAFSKÄSEECKEN

Zutaten für 2 Portionen:

1 Pkg. Blätterteig
(tiefgekühlt)

150 g milder Schafs-
oder Ziegenkäse

1 EL Sauerrahm

Petersilie

Oregano

1 Ei

Zubereitung:

Aus dem zerstoßenen Käse, Sauerrahm und den Gewürzen die Füllung herstellen. Aus dem Blätterteig Quadrate von etwa 8 cm Seitenlänge ausschneiden, in die Mitte mit einem Löffel etwas Füllung geben, zum Dreieck formen und den Rand gut festdrücken. Mit dem verquirlten Ei bestreichen und bei 180°C etwa 10 Min. backen.

VEGETARISCHE SPEISEN

KAROTTENAUFLAUF

Zutaten für 4 Portionen:

750 g Karotten

½ l Milch

4 Eier

2 EL Butter
oder Margarine

Salz

Zubereitung:

Für den Backofen ein Wasserbad vorbereiten. Die Karotten putzen, schälen und in dünne Scheiben schneiden. In kochendem gesalzenen Wasser weich garen. Abgießen und fein pürieren. Die Milch aufkochen. Die Eier unter das Karottenpüree mischen, die heiße Milch unterrühren und abschmecken. Eine Gratinform mit Butter ausstreichen, die Masse einfüllen und bei 180°C im Wasserbad ca. 45 Min. lang backen.

NUDELAUFLAUF MIT ERBSEN

Zutaten für 4 Portionen:

450 g Erbsen (tiefgekühlt)

300 g Spiralnudeln
(oder Ähnliches)

2 Eier

150 g Parmesan
(gerieben)

⅛ l Milch

Muskat

evtl. 1 Knoblauchzehe

Zubereitung:

Die Erbsen auftauen lassen, die Nudeln entsprechend der Packungsanleitung kochen. Backofen auf 200°C vorheizen. Den Knoblauch fein hacken, mit Erbsen und Muskat mischen. Die verquirlten Eier und die Nudeln unter die Masse mischen, dann in einer ofenfesten Form verteilen. Die Milch mit dem Käse verrühren und über die Masse gießen. Ca. 15 Min. lang backen.

GEDÜNSTETE SOJAKEIMLINGE

Zutaten für 1 Portion:

100 g Sojakeimlinge

1 EL Butter
oder Margarine

Petersilie

Salz

Zubereitung:

Die fein geschnittene Petersilie in Butter oder Margarine hell anlaufen lassen, die Sojakeimlinge dazugeben und mit etwas Wasser oder Gemüsebrühe andünsten.

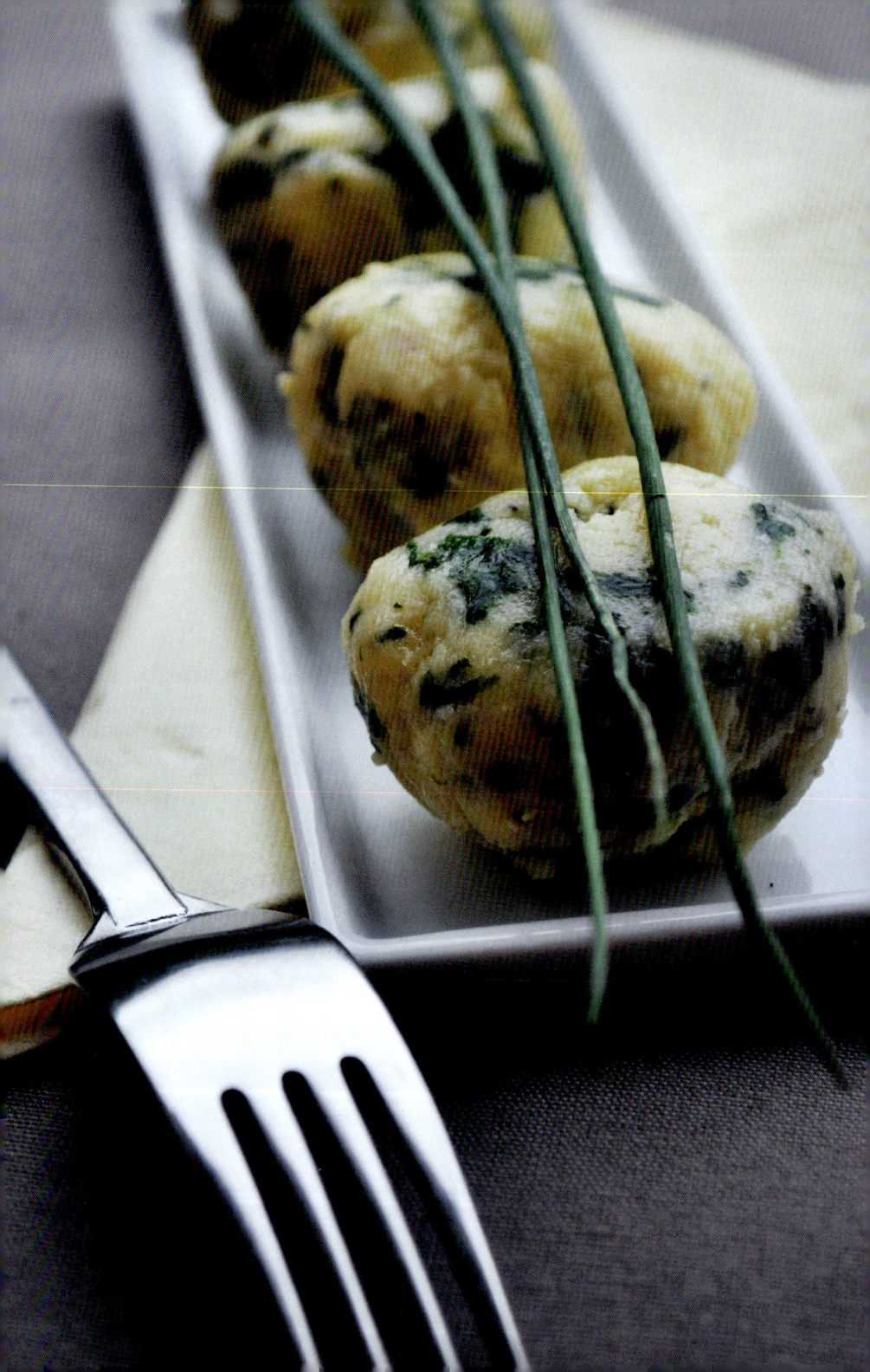

KARTOFFEL-SPINAT-NOCKEN

Zutaten für 2–3 Portionen:

300 g mehlige Kartoffeln

5 EL Grieß

2 Eigelb

2 EL Butter
oder Margarine

100 g Blattspinat

Salz

Muskat

Zubereitung:

Aus den gekochten, passierten Kartoffeln, Grieß, Eigelb und Butter oder Margarine einen Kartoffelteig zubereiten. Den Spinat blanchieren, fein schneiden und mit den Gewürzen unter den Kartoffelteig kneten. Mit einem Löffel Nocken formen und in leicht kochendes Salzwasser einlegen. Etwa 10 Min. lang kochen lassen. Die Nocken zu Gemüse oder Salat servieren.

KAROTTENLASAGNE

Zutaten für 4 Portionen:

1 kg Karotten

4 Tomaten

¼ l Gemüsebrühe

⅛ l Milch

150 g Sauerrahm

250 g Lasagneblätter

100 g geriebener
Hartkäse

Salz

evtl. 1 Prise Curry

evtl. 1 Knoblauchzehe

Zubereitung:

Backofen auf 180° C vorheizen. Die Karotten schälen, die Hälfte davon in größere Stücke schneiden und mit Knoblauch und Curry in der Brühe weich kochen. Die restlichen Karotten fein raspeln. Die Tomaten in dünne Scheiben schneiden. Milch und Sauerrahm in die Brühe geben und pürieren, dann abschmecken. Die Auflaufform einfetten, abwechselnd Lasagneblätter, Sauce, Karottenraspeln und die Tomaten einschichten. Mit Karottensauce abschließen und mit Käse bestreuen. Ca. 30–40 Min. lang backen.

BROKKOLIAUFLAUF

Zutaten für 4 Portionen:

750 g Brokkoli

½ l Milch

4 Eier

2 EL Butter
oder Margarine

Salz

Zubereitung:

Kochvorgang wie beim Karottenauflauf.

KARFIOLAUFLAUF

Zutaten für 4 Portionen:

750 g Karfiol (Blumenkohl)

½ l Milch

4 Eier

25 g Butter
oder Margarine

Salz

Zubereitung:

Kochvorgang wie beim Karottenauflauf.

SPINATNOCKEN

Zutaten für 4 Portionen:

1 Pkg. Kartoffelknödel-
Masse

1 Ei

¼ l Flüssigkeit

150 g Blattspinat

Knoblauch

Salz

Muskat

2 EL Butter
oder Margarine

Zubereitung:

Den Blattspinat kernweich dünsten, gut ausdrücken (das Wasser dabei in einer Schüssel auffangen) und klein hacken. Mit Salz, Muskat und zerdrücktem Knoblauch würzen. Ei mit der Restflüssigkeit vom Spinat und etwas Wasser verquirlen, eine Kartoffelknödelmasse entsprechend der Packungsanleitung zubereiten. Die Kartoffelmasse mit dem Spinat vermengen, dann etwas ziehen lassen. Aus dem Teig Nocken formen, diese in leicht kochendes Salzwasser einlegen, 5 Min. lang leicht kochen, danach 5 Min. lang ziehen lassen. Die Spinatnocken herausheben, in geschmolzener Butter oder Margarine schwenken oder mit Käse-, Eier- oder Schinken-Käse-Sauce servieren.

KRÄUTERNUDELN

Zutaten für 1 Portion:

70 g Nudeln

frische Kräuter wie
Petersilie, Liebstöckel
oder Basilikum

2 EL Öl

1 EL Mehl

1 EL Butter
oder Margarine

⅛ l Milch

geriebener Käse

Salz

Zubereitung:

Das Mehl in Butter oder Margarine hell anlaufen lassen, die klein geschnittenen Kräuter dazugeben, mit Milch verrühren und aufkochen. Die gekochten, gesalzenen Nudeln in der Kräuterpfanne schwenken. Mit geriebenem Käse servieren.

NUDELAUFLAUF MIT SPINAT

Zutaten für 4 Portionen:

450 g Rahmspinat
(tiefgekühlt)

300 g Spiralnudeln
(oder Ähnliches)

2 Eier

150 g Parmesan
(gerieben)

⅛ l Milch

Muskat

evtl. 1 Knoblauchzehe

Zubereitung:

Den Spinat auftauen lassen, Nudeln entsprechend der Packungsanleitung kochen. Backofen auf 200° C vorheizen. Den Knoblauch fein hacken, mit Spinat und Muskat mischen. Die verquirlten Eier und die Nudeln unter die Masse mischen, dann in einer ofenfesten Form verteilen. Die Milch mit dem Käse pürieren und über die Masse gießen. Ca. 15 Min. lang backen.

POLENTA

Zutaten für 4 Portionen:

5 EL Maisgrieß

¼ l Wasser

1 EL Butter
oder Margarine

Salz

Zubereitung:

Wasser und Butter zum Kochen bringen und salzen. Den Maisgrieß einlaufen lassen und 10 Min. lang kochen, dabei ab und zu umrühren. Den Maisbrei in eine kalt ausgespülte Schüssel füllen und zugedeckt auskühlen lassen. In dicke Scheiben schneiden und in Butter beidseitig anbraten.

Tipp: Polentaschnitten eignen sich hervorragend als Beilage zu Speisen mit Saucen. Die Schnitten können aber auch mit Parmesan bestreut werden und mit einem Salat als Hauptspeise gegessen werden.

TOPFEN-NUDEL-AUFLAUF

Zutaten für 1 Portion:

50 g Bandnudeln

50 g Topfen (Quark)

2 EL Butter
oder Margarine

1 Ei

1 EL Sauerrahm

Salz

Zubereitung:

Bandnudeln laut Packungsanleitung kochen. Aus Eigelb, Butter oder Margarine, Topfen und Sauerrahm einen Abtrieb zubereiten. Diesen und das steif geschlagene Eiweiß unter die abgeseihten Bandnudeln mengen, salzen, in eine befettete Auflaufform füllen und bei mittlerer Hitze backen.

KARTOFFELNUDELN

Zutaten für 2 Portionen:

300 g mehlige Kartoffeln
100 g Mehl
1 Eigelb
4 EL Butter oder Margarine
Salz
evtl. Muskat

Zubereitung:

Die Kartoffeln mit Schale im Ofen gar backen (mit Messerprobe testen), schälen und anschließend mit der Kartoffelpresse passieren. Die Kartoffeln mit Mehl, Eigelb und den Gewürzen zu einem Teig verkneten. Eine Rolle daraus formen, Scheiben abschneiden und diese zu Nudeln rollen. Die Kartoffelnudeln in kochendes Salzwasser legen und 5–8 Min. lang leicht kochen. Die Nudeln abseihen und mit verschiedenen würzenden Zutaten servieren: z. B. mit Mohn, Nüssen, gerösteten Semmelbröseln, gerösteten Zwiebeln, geschmolzener Butter oder geriebenem Käse.

NUDELAUFLAUF MIT BROKKOLI

Zutaten für 4 Portionen:

400 g Brokkoliröschen (gegart)
300 g Spiralnudeln (oder Ähnliches)
2 Eier
150 g Parmesan (gerieben)
⅛ l Milch
Muskat
evtl. 1 Knoblauchzehe

Zubereitung:

Die Nudeln entsprechend der Packungsanleitung kochen. Backofen auf 200° C vorheizen. Den Knoblauch fein hacken, mit Brokkoli und Muskat mischen. Die verquirlten Eier und die Nudeln unter die Masse mengen, dann in einer ofenfesten Form verteilen. Die Milch mit dem Käse pürieren und über die Masse gießen. Ca. 15 Min. lang backen.

EIERNOCKERLN

Zutaten für 2 Portionen:

240 g Mehl
2 Eier für den Teig
4 Eier
4 EL Butter oder Margarine
Salz
ca. 250 ml Wasser je nach Mehlsorte

Zubereitung:

Aus Mehl, 2 Eiern, Salz und Wasser einen gut abgearbeiteten, zähflüssigen Nockerlteig zubereiten. Den Teig durch ein Nockerlsieb oder ein großlochiges Reibeisen in kochendes Wasser einstreichen, dann 3 Min. lang kochen lassen. Die mit kaltem Wasser abgeschreckten Nockerln mit Butter oder Margarine in der Pfanne warmhalten, die mit der Gabel zerstoßenen gesalzenen Eier unterrühren und cremig stocken lassen.

KARTOFFELLAIBCHEN MIT KÄSE

Zutaten für 4 Portionen:

750 g Kartoffeln (gekocht und gerieben)

1 Zwiebel (fein gehackt)

50 g Sauerrahm

5 EL Weizen- oder Dinkelgrieß

125 g geriebener Hartkäse

Salz

Muskat

Petersilie

Zubereitung:

Backofen auf 190° C vorheizen. Die gekochten, geriebenen Kartoffeln in eine Schüssel geben, Gewürze, Zwiebel und Käse einarbeiten. Grieß und Rahm einkneten und aus dieser Masse kleine Laibchen formen. Die Laibchen auf ein Backblech mit Backpapier legen und etwa 25 Min. lang knusprig backen. Dazu Salat servieren.

KÄSE-NUDEL-AUFLAUF

Zutaten für 1 Portion:

50 g Bandnudeln

3 EL Mehl

3 EL Butter oder Margarine

⅛ l Milch

1 Ei (getrennt)

Salz

Muskat

20 g Edamer Käse

Zubereitung:

Das Mehl in Butter oder Margarine hell anlaufen lassen, mit heißer Milch aufgießen und gut verkochen. Unter die leicht abgekühlte Béchamel die gesalzenen, gekochten Bandnudeln, das Eigelb, das steif geschlagene Eiweiß und die Gewürze mengen. Die Auflaufmasse in eine befettete Auflaufform füllen, mit geriebenem Käse bestreuen und den Auflauf bei ca. 180° C backen.

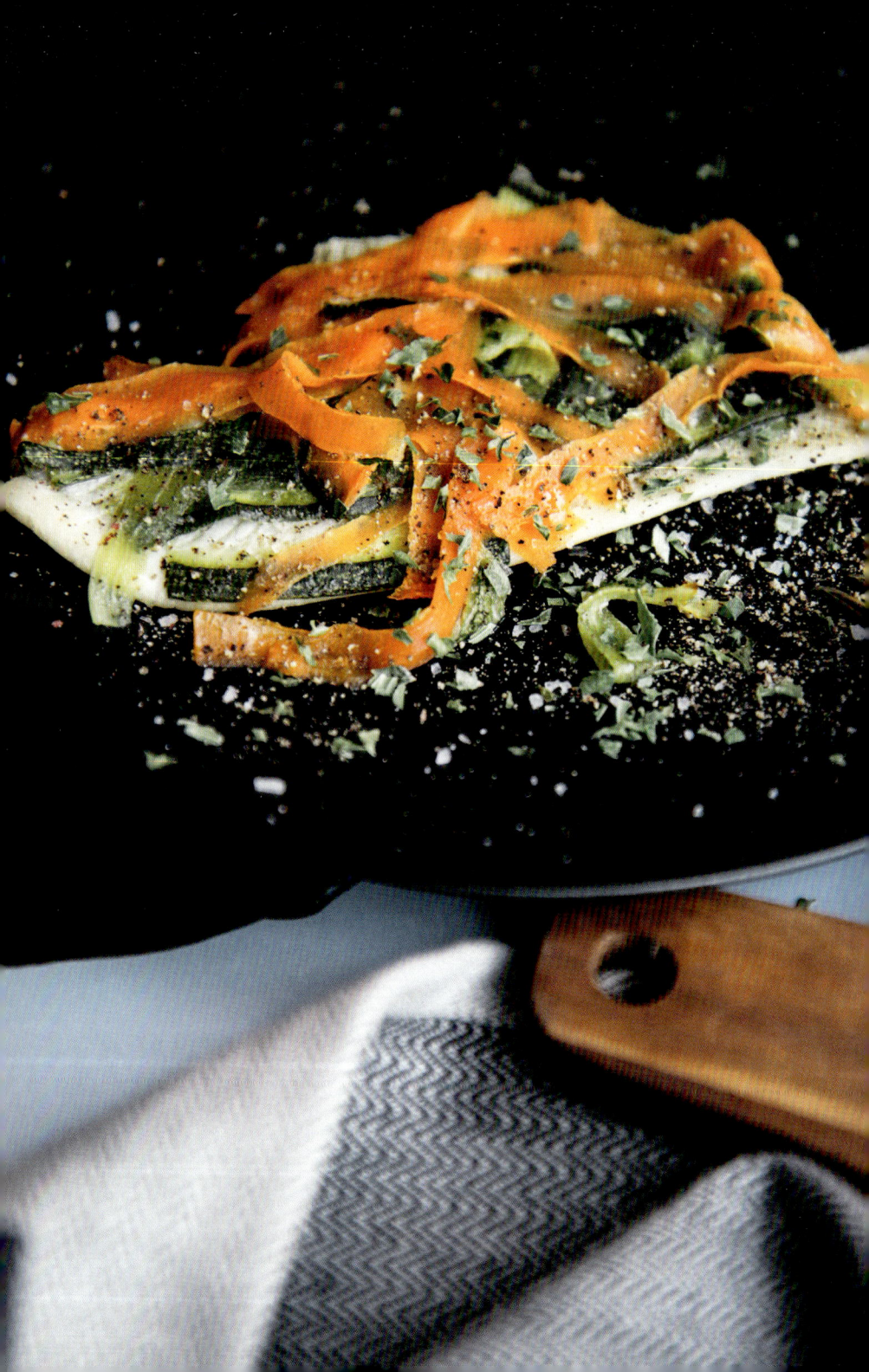

FISCHSPEISEN

FOLIENFISCH

Zutaten für 1 Portion:

1 Fischfilet

etwas Zitronensaft

Salz

Dill

Zubereitung:

Das Fischfilet auf Alufolie setzen, etwas salzen, mit Zitronensaft beträufeln und mit Dill bestreuen. Die Folie gut verschließen und den Fisch im vorgeheizten Backofen bei 200°C 15 Min. lang garen.

Tipp: Dazu Reis oder Petersilienkartoffeln servieren.

FOLIENFISCH-VARIATIONEN

Zutaten für 1 Portion:

1 Fischfilet

etwas Zitronensaft

Olivenöl

Salz

Gemüse (Karotten, Zucchini, grüner Spargel etc.), mit dem Sparschäler in hauchdünne Scheiben geschnitten

evtl. etwas Weißwein

Zubereitung:

Für jede Portion ein Filet mittig auf ein großes Stück Alufolie legen, die Folie auf allen Seiten leicht nach oben biegen. Den Fisch mit den Gemüsestreifen belegen; mit einem Schuss Olivenöl (und eventuell mit einem Schuss Weißwein) beträufeln, salzen und das Päckchen nicht zu eng verschließen. Im vorgeheizten Backofen bei 200°C etwa 15–20 Min. lang backen. Vorsicht beim Öffnen der Folie.

Tipp: Servieren Sie dazu Reis, Petersilienkartoffeln oder einfach nur Baguette.

Hinweis: Wenn Sie Alkohol auch in geringen Mengen zum Kochen nicht vertragen, lassen Sie den Weißwein bitte weg.

GRATINIERTES SCHOLLENFILET

Zutaten für 2 Portionen:

300 g Fischfilet

¼ l Milch

2 EL Mehl

2 EL Butter
oder Margarine

1 Eigelb

Salz

Muskat

20 g geriebener
Edamer Käse

evtl. Zitronensaft

Zubereitung:

Das gesalzene, mit Zitronensaft beträufelte Fischfilet in eine befettete Auflaufform geben und im Backofen garen.

Für die Béchamelsauce Mehl in Butter oder Margarine hell anlaufen lassen, mit Milch aufgießen und gut verkochen. Unter die
leicht abgekühlte Masse das Eigelb, Salz und Muskat ziehen.

Den garen Fisch mit Béchamel übergießen, mit geriebenem Käse
bestreuen und im Backofen überbacken.

FLEISCHSPEISEN

HÜHNERHASCHEE

Zutaten für 1 Portion:

1 Hühnerbrust
2 EL Butter oder Margarine
1 EL Mehl
1 EL Sauerrahm
Salz
Majoran

Zubereitung:
Eine gesalzene, mit etwas Majoran gewürzte Hühnerbrust in ein Stück befettete Aluminiumfolie wickeln und im Backofen garen. Den ausgetretenen Hühnersaft auffangen. Das Fleisch hacken oder faschieren. Das Mehl in etwas Butter oder Margarine hell anlaufen lassen, mit Wasser aufgießen und gut verkochen. Das Hühnerfleisch, den Hühnersaft und den Sauerrahm dazugeben, einmal aufkochen und abschmecken.

SCHINKENMAKKARONI

Zutaten für 1 Portion:

50 g Schinken
50 g Makkaroni
1 EL Butter oder Margarine
Petersilie oder Majoran
20 g Edamer Käse

Zubereitung:
Den fein gewiegten Schinken mit 2–3 EL Wasser und gehackter Petersilie oder Majoran kurz dünsten und unter die gekochten Makkaroni mengen. Geschmolzene Butter oder Margarine über die angerichtete Speise träufeln und mit geriebenem Edamer Käse bestreuen.

ZUCCHINI-HÄHNCHEN-RISOTTO

Zutaten für 2–3 Portionen:

300 g Zucchini
200 g Hühnerbrustfilet
1 EL Rapsöl
200 g Rundkornreis (Arborio)
¼ l Gemüsebrühe
Salz

Zubereitung:
Die Zucchini putzen und grob raspeln. Das Huhn in mundgerechte Stücke schneiden und in der Pfanne im Öl mild anbraten. Die Zucchini beigeben, würzen und alles bei milder Hitze braten, dann aus der Pfanne nehmen und beiseite stellen. Den Reis in der Pfanne mit etwas Öl unter Rühren glasig braten, die Brühe dazugeben und 20 Min. lang kochen lassen, bis die Flüssigkeit verkocht ist; dabei mehrfach umrühren. Zucchini und Fleisch unter den Reis mischen und nochmals durchwärmen.

Variation: Als Variante kann man Zucchini durch Karotten oder Kürbis ersetzen.

HÜHNERRAGOUT

Zutaten für 2 Portionen:

2 Hühnerbrustfilets

1 Karotte

100 g Erbsen (tiefgekühlt)

1 EL Butter
oder Margarine

1 EL Mehl

2 EL Sauerrahm

Petersilie

Salz

Zubereitung:
Die Karotten kleinwürfelig schneiden, dann mit dem mundgerecht geschnittenen Hühnerfilet in Butter oder Margarine anbraten und mit Wasser aufgießen. Die Erbsen hinzufügen und auf kleiner Flamme weich dünsten. Mehl und Rahm miteinander klumpenfrei vermischen und unterheben. Etwas einkochen lassen, bei Bedarf mit Wasser verdünnen. Mit Salz und Petersilie würzen.

EINGEMACHTES KALBFLEISCH

Zutaten für 2 Portionen:

300 g Kalbfleisch

1 EL Butter
oder Margarine

Wurzelgemüse

1 EL Mehl

2 EL Sauerrahm

Petersilie

Salz

Zubereitung:
Die gehackte Petersilie kurz in Butter oder Margarine anlaufen lassen, das in Stücke geschnittene Kalbfleisch und das Wurzelgemüse dazugeben, kurz durchrösten, aufgießen und mit Salz weich dünsten. Das Wurzelgemüse herausnehmen, Mehl und Sauerrahm miteinander verrühren und mit dem Kalbfleisch gut verkochen.

SCHINKENFLECKERLAUFLAUF

Zutaten für 1 Portion:

50 g Fleckerln (Nudeln)

50 g Schinken

1 Ei

1 EL Butter
oder Margarine

1 EL Sauerrahm

Salz

Petersilie

10 g Edamer Käse

Zubereitung:
Nudeln laut Packungsanleitung garen. Eigelb, Butter oder Margarine, den gehackten Schinken und den Sauerrahm verrühren und unter die gekochten Fleckerln mengen, das steif geschlagene Eiweiß und die Gewürze unterziehen. Den Auflauf in eine befettete, bemehlte Auflaufform füllen, mit geriebenem Edamer Käse bestreuen und backen.

GEKOCHTES RINDFLEISCH

Zutaten für 6 Portionen:

1 kg Rindfleisch

Wurzelgemüse

1 Zwiebel

Salz

1 Rinderknochen

1 Lorbeerblatt

Zubereitung:

Wurzelgemüse, Zwiebel, Lorbeerblatt und Knochen im leicht gesalzenen Wasser zum Kochen bringen, das Fleisch einlegen und auf kleiner Flamme sehr weich kochen. Hierfür eignen sich nur fettarme, gut abgelegene Fleischstücke (hinteres, weißes oder schwarzes Scherzel, Tafelspitz, Zapfen).

Tipp: Servieren Sie dazu Petersilienkartoffeln, Cremespinat oder gedünstetes Gemüse.

NATURSCHNITZEL

Zutaten für 1 Portion:

150 g Kalbfleisch

1 EL Butter
oder Margarine

Mehl

Salz

Zubereitung:

Das gut geklopfte Kalbfleisch salzen, eine Seite bemehlen. Die bemehlte Seite zuerst hell anbraten, dann die andere Seite anbraten, aufgießen und weich dünsten.

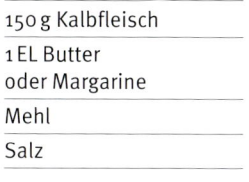

BEILAGEN

SELLERIE-KARTOFFEL-SALAT

Zutaten für 2–3 Portionen:

½ Sellerieknolle

3 festkochende Kartoffeln (gegart)

2 EL Öl

Essig

Salz

Zucker

Zubereitung:

Sellerie blättrig schneiden und in Salzwasser knackig garen. Die gekochten Kartoffeln blättrig schneiden. Das Gemüse miteinander vermengen und noch heiß mit den angegebenen Zutaten marinieren.

KARFIOL MIT KRÄUTERMARINADE

Zutaten für 2–3 Portionen:

300 g Karfiol (Blumenkohl)

Salz

100 g Kefir

1 Zwiebel

Petersilie

Schnittlauch

einige Kapern

Zubereitung:

Karfiol in Salzwasser weich kochen, dann in Röschen teilen; Kefir mit den sehr fein gewiegten würzenden Zutaten verrühren und über den Karfiol geben.

KARTOFFEL-KAROTTEN-PÜREE

Zutaten für 2 Portionen:

3–4 große, mehlig kochende Kartoffeln

1 große Karotte

Milch

1 EL Butter oder Margarine

Salz

Petersilie

Zubereitung:

Die Kartoffeln schälen und in Würfel schneiden, die Karotte schälen und ebenfalls würfeln. Beides gemeinsam in Salzwasser gar kochen. Das Wasser abgießen und mit Milch und Butter oder Margarine so lange mit dem Püreestampfer vermischen, bis die gewünschte Konsistenz erreicht ist. Mit Petersilie garnieren.

KARTOFFEL-SELLERIE-PÜREE

Zutaten für 2 Portionen:

3–4 große, mehlige Kartoffeln

½ Sellerieknolle

Milch

1 EL Butter
oder Margarine

Salz

Muskat

Zubereitung:

Kartoffeln und Sellerie schälen, dann in Würfel schneiden. Beides gemeinsam in Salzwasser gar kochen. Das Wasser abgießen und das Gemüse mit Milch und Butter oder Margarine so lange mit dem Püreestampfer vermischen, bis die gewünschte Konsistenz erreicht ist. Mit Salz und Muskat abschmecken.

SEMMELKNÖDEL

Zutaten für 2 Portionen:

100 g Semmelwürfel

2 EL Mehl

2 EL Butter
oder Margarine

2 Eier

3 EL Milch

Salz

Muskat

Petersilie

Zubereitung:

Die Semmelwürfel mit Mehl, Salz und Muskat vermengen; die Eier, etwas Milch und die in Butter oder Margarine kurz angelaufene gehackte Petersilie dazugeben, dann alles gut verkneten. Die Knödelmasse ½ Stunde lang rasten lassen, dann daraus 4 Knödel formen und diese 10 Min. lang in kochendem Salzwasser kochen.

KAROTTENHÖRNCHEN

Zutaten für 2 Portionen:

200 g Hörnchen
(oder andere Teigwaren)

300 g Karotten

1 EL Maiskeimöl

2 EL Sesamsamen

¼ l Gemüsebrühe

1 EL Obers (Sahne)

1 TL Honig

Zubereitung:

Die Nudeln entsprechend der Packungsanleitung kochen. Währenddessen die Karotten schälen und in kleine Würfel schneiden. Das Öl in einer Pfanne erhitzen und die Karotten leicht anbraten, mit Gemüsebrühe ablöschen und gar kochen. Obers und Honig unterrühren und mit den Hörnchen vermischen. Abschließend mit Sesam bestreuen.

PETERSILIENKARTOFFELN – REZEPT 1

Zutaten für 1 Portion:

3–4 festkochende
Kartoffeln

1 EL Butter
oder Margarine

Petersilie

Salz

Zubereitung:

Die Kartoffeln schälen und in grobe Stücke zerteilen, in einen Topf schichten und mit kaltem Wasser bedecken. Leicht salzen und auf mittlerer Flamme gar kochen. Das Wasser abgießen und die Kartoffeln kurz ausdampfen lassen. Butter oder Margarine in einem Topf schmelzen, die Kartoffeln untermischen und mit klein geschnittener Petersilie bestreuen.

PETERSILIENKARTOFFELN – REZEPT 2

Zutaten für 1 Portion:

3–4 festkochende
Kartoffeln

1 EL Butter
oder Margarine

Petersilie

Salz

Zubereitung:

Die Kartoffeln ungeschält im Wasser gar kochen. Das Wasser abgießen, die Kartoffeln abschrecken und die Haut abschälen. Mit Butter oder Margarine und Petersilie vermischen, salzen und servieren.

FENCHELGEMÜSE

Zutaten für 1 Portion:

1 Fenchelknolle

Salz

Butter oder Margarine

Zubereitung:

Den Fenchel in grobe Stücke schneiden und in etwas Salzwasser weich dünsten. Mit heißer Butter oder Margarine servieren.

BOHNENGEMÜSE NATUR

Zutaten für 1 Portion:

200 g grüne Bohnen

Salz

1–2 EL Butter
oder Margarine

evtl. etwas Zitronensaft

Zubereitung:

Die jungen, zarten Bohnen in Salzwasser weich kochen und mit heißer Butter oder Margarine und Zitronensaft servieren.

SALAT AUS SOJAKEIMLINGEN

Zutaten für 1 Portion:

100 g Sojakeimlinge

2 EL Joghurt
oder Sauerrahm

Basilikum

Salz

evtl. Basilikumpesto

Zubereitung:

Die Sojakeimlinge mit heißem Wasser überbrühen, dann etwas ziehen lassen. 20 g Joghurt oder Sauerrahm mit fein geschnittenem Basilikum oder Basilikumpesto vermengen und die Keimlinge darin marinieren.

PRINZESSKARTOFFELN

Zutaten für 1 Portion:

200 g Kartoffeln

1 Ei

2 EL Butter
oder Margarine

Salz

Muskat

Petersilie

Zubereitung:

Die ohne Schale gekochten, passierten Kartoffeln mit Ei, Gewürzen und Butter oder Margarine vermengen. Mit dem Löffel oder dem Dressiersack Häufchen auf ein befettetes Backblech setzen. Die Prinzesskartoffeln im Backofen bei guter Hitze backen.

SERVIETTENKNÖDEL

Zutaten für 4 Portionen:

150 g Semmelwürfel

3 EL Mehl

3 EL Butter
oder Margarine

4 Eier

etwa 4–5 EL Milch

Salz

Muskat

Petersilie

Zubereitung:

Die Zubereitung erfolgt wie bei den Semmelknödeln (siehe S. 101). Die Knödelmasse sollte etwas weicher sein. Daraus eine Semmelrolle formen, diese in ein befettetes Küchentuch einwickeln, dann an den beiden Enden zubinden. Die Serviettenrolle in kochendes Salzwasser einlegen und 15 Min. lang kochen. Zwischendurch sollte die Semmelrolle einmal umgedreht werden. Abschließend die Rolle auswickeln und in Scheiben schneiden.

KOHLRABIGEMÜSE

Zutaten für 1 Portion:

200 g Kohlrabi

2 EL Butter
oder Margarine

Zucker

Petersilie

Salz

evtl. 1 EL Mehl
(für Einmach)

etwas Wasser

Zubereitung:
Hierfür eignen sich nur zarte, junge Kohlrabi. Eine Prise Zucker und die gehackte Petersilie in Butter oder Margarine kurz anlaufen lassen, die würfelig geschnittenen Kohlrabi dazugeben, einmal durchrösten, mit etwas Wasser aufgießen und mit Salz weich dünsten. Das Kohlrabigemüse kann natur oder mit einer hellen Einmach gebunden serviert werden.

KÜRBISGEMÜSE

Zutaten für 1 Portion:

200 g Kürbisfruchtfleisch

2 EL Butter
oder Margarine

2 EL Mehl

3 EL Sauerrahm

Salz

Dill

etwas Wasser

Zubereitung:
Kürbis in Butter oder Margarine hell anlaufen lassen, mit etwas Wasser aufgießen und mit den angegebenen Gewürzen weich dünsten. Mit einer hellen Einmach und Sauerrahm binden.

ERBSENGEMÜSE

Zutaten für 1 Portion:

150 g Erbsen (tiefgekühlt)

2 EL Mehl (für Einmach)

2 EL Butter oder
Margarine (für Einmach)

Salz

Zucker

Petersilie

Zubereitung:
Die Erbsen in ca. 8 Min. sehr weich kochen, mit einer hellen Einmach binden und mit Salz, Zucker und gehackter Petersilie würzen. Die Erbsen können zusätzlich noch mit etwas Sahne abgeschmeckt werden.

KAROTTENGEMÜSE

Zutaten für 1 Portion:

150 g Karotten

2 EL Butter
oder Margarine

Zucker

Petersilie

Salz

evtl. 1 EL Mehl
(für Einmach)

Zubereitung:

Eine Prise Zucker in Butter oder Margarine mit der gehackten Petersilie kurz anlaufen lassen. Die würfelig geschnittenen Karotten und das Salz dazugeben und weich dünsten. Das Karottengemüse kann natur oder mit einer hellen Einmach gebunden serviert werden.

ERBSEN NATUR

Zutaten für 1 Portion:

150 g Erbsen (tiefgekühlt)

2 EL Butter
oder Margarine

Salz

Zucker

Petersilie

Zubereitung:

Die gehackte Petersilie in Butter oder Margarine etwas anlaufen lassen; die tiefgekühlten Erbsen, etwas Wasser, Salz und Zucker dazugeben und alles ca. 8 Min. lang sehr weich dünsten.

SPINAT

Zutaten für 1 Portion:

150 g Blattspinat
(tiefgekühlt, gehackt)

2 EL Mehl (für Einmach)

2 EL Butter oder
Margarine (für Einmach)

Sahne oder Crème fine

Salz

Zubereitung:

Den tiefgekühlten Spinat mit 3 EL Wasser zum Kochen bringen, mit Sahne, den angegebenen Gewürzen und einer hellen Einmach gut verkochen.

SÜSSSPEISEN

GRIESSPUDDING

Zutaten für 3–4 Portion:

1 l Milch

1 Ei

2 EL Zucker

125 g Dinkel- oder Weizengrieß

abgeriebene Schale von ½ Zitrone

1 Prise Salz

Zubereitung:

Das Ei trennen und den Eischnee schlagen. Das Eigelb mit 2 EL Milch verrühren. Die restliche Milch mit Zucker und Zitronenschale aufkochen, vom Herd nehmen und den Grieß unter Rühren einrieseln lassen. Kurz aufkochen lassen, dann die Ei-Milch-Mischung einrühren. Zuletzt den Eischnee untermischen und den fertigen Grießpudding in Schalen füllen.

Varianten: Statt der Zitrone kann man auch Zimt verwenden. Der Grießpudding kann auch mit Rosinen zubereitet werden.

BANANEN-BIRNEN-SALAT

Zutaten für 1 Portion:

75 g Banane

75 g Birne

1 TL Honig

evtl. Zitronensaft

Zubereitung:

Die Banane der Länge nach halbieren und blättrig schneiden. Die geschälte Birne vierteln und blättrig schneiden. Die Früchte vermengen, dann mit Zitronensaft beträufeln. Den Honig in 2 EL heißem Wasser auflösen und die Früchte damit marinieren.

SCHNELLER BISKUITKUCHEN

Zutaten für 1 große Auflaufform:

(ME: Maßeinheit in Joghurtbecher à 150 g)

2 ME Joghurt 3,5 %

3 Eier

2 ME Zucker

1 ME Sonnenblumenöl

4 ME Mehl

1 Pkg. Backpulver

etwas Butter oder Margarine

Zubereitung:

Joghurt, Eier und Zucker verrühren, dann das Öl untermischen. Das Mehl mit dem Backpulver mischen und unterheben. Den recht flüssigen Teig in eine ausgefettete große Auflaufform füllen und im vorgeheizten Ofen bei 200° C ca. 20–30 Min. lang backen.

SCHNELLER BISKUITKUCHEN MIT FRÜCHTEN

Zutaten für 1 Blech:

(ME: Maßeinheit in
Joghurtbecher à 150 g)

2 ME Joghurt 3,5 %

3 Eier

2 ME Zucker

1 ME Sonnenblumenöl

4 ME Mehl

1 Pkg. Backpulver

etwas Butter
oder Margarine

Früchte (reife Marillen,
mürbe Äpfel etc.)

Zubereitung:

Joghurt, Eier und Zucker verrühren, dann das Öl untermischen. Das Mehl mit dem Backpulver mischen und unterheben. Den recht flüssigen Teig auf ein gefettetes, bemehltes Backblech streichen und mit Apfelspalten oder Marillenhälften belegen. Im vorgeheizten Backofen bei 200° C ca. 20–30 Min. lang backen.

TOPFENCREME

Zutaten für 1 Portion:

70 g Topfen (Quark)

1 Eigelb

2 EL Zucker

Vanillezucker

1 EL Sahne oder Milch

2 EL Orangensaft

abgeriebene
Orangenschale

Zubereitung:

Die angegebenen Zutaten mit dem Schneebesen oder mit der Küchenmaschine gut verrühren und in Schälchen servieren.

HAFERFLOCKEN-MILCHSPEISE

Zutaten für 1 Portion:

½ l Milch

30 g Hafermark oder
Haferflocken

1–2 EL Zucker

evtl. 1 Eigelb

evtl. Butter
oder Margarine

Zubereitung:

Die Milch mit den Haferflocken zum Kochen bringen, bis zum Weichwerden der Haferflocken kochen, dann süßen und noch weitere 2 Min. lang kochen. Mit Butter servieren. Die Haferflocken-Milchspeise kann statt Zucker auch mit etwas Salz oder mit Eigelb und etwas Salz serviert werden.

MELONENBREI

Zutaten für 1–2 Portionen:

50 g Haferflocken

2 EL Honig

200 g Honigmelone

2 EL Schlagobers (Sahne)

Zubereitung:
Die Haferflocken mit ½ l Wasser, dem Honig und etwas Salz aufkochen und anrichten. Die Melonen dünnblättrig schneiden, auf die Grütze legen und mit Schlagobers übergießen.

BISKUIT

Zutaten für 8 Portionen:

4 Eier

150 g Zucker

130 g Mehl

Zubereitung:
Die ganzen Eier und den Zucker sehr schaumig schlagen, dann das Mehl unterheben. Die Biskuitmasse in eine befettete, bemehlte Kastenform füllen oder 2 cm hoch auf ein befettetes, bemehltes Backblech streichen und bei ca. 180° C backen. In Scheiben oder Stangen geschnitten servieren.

VANILLEPUDDING

Zutaten für 4 Portionen:

½ l Milch

2 EL Zucker

2 TL Vanillezucker

2 EL Speisestärke
(z. B. Maizena)

1 Eigelb (optional)

Zubereitung:
5 EL Milch mit Maizena und dem Eigelb verrühren. Die restliche Milch mit Zucker und Vanillezucker aufkochen. Die Speisestärke mit dem Schneebesen kräftig einrühren. Einmal kurz aufkochen, dann in Schälchen füllen.

SCHOKOLADENPUDDING

Zutaten für 4 Portionen:

½ l Milch

1 Rippe Kochschokolade

2 EL Zucker

2 EL Speisestärke
(z. B. Maizena)

1 Eigelb (optional)

Zubereitung:
5 EL Milch mit Maizena und dem Eigelb verrühren. Die restliche Milch aufkochen, die Schokolade darin schmelzen und den Zucker beimengen. Die Speisestärke rasch mit dem Schneebesen einrühren und einmal aufkochen lassen. Vom Herd nehmen, dann in Schälchen füllen.

DINKELGRÜTZE

Zutaten für 1–2 Portionen:

150 g Äpfel

100 g Dinkelflocken

150 g Milch

1 EL Schlagobers (Sahne)

1–2 EL Honig

evtl. Zitronensaft

Zubereitung:

Die geschälten Äpfel ohne Kerngehäuse mit etwas Wasser dünsten, bis sie zerfallen. Die Dinkelflocken mit kochender Milch übergießen, das Apfelmus und die übrigen Zutaten untermengen.

REISAUFLAUF

Zutaten für 1 Portion:

5 EL Reis

¼ l Milch

2 EL Zucker

2 EL Butter oder Margarine

2 Eier

Vanillezucker

Salz

evtl. Zitronen- oder Orangensaft

Zubereitung:

Einen dicken Milchreis zubereiten, die übrigen Zutaten und das steif geschlagene Eiweiß unter die etwas gekühlte Reismasse rühren. Die Masse in eine befettete Auflaufform füllen und bei mittlerer Hitze backen.

TOPFENKNÖDEL

Zutaten für 4 Portionen:

4 EL Butter oder Margarine

1 Ei

250 g fettarmer Topfen

100 g Grieß

Salz

abgeriebene Zitronenschale

Butter oder Margarine für die Brösel

Semmelbrösel

Staubzucker (Puderzucker)

Zubereitung:

Butter oder Margarine, Ei und Topfen abrühren, den Grieß, etwas Salz und die Zitronenschale untermengen. Die Knödelmasse 10 min. rasten lassen, dann 4 Knödel daraus formen und diese in leicht gesalzenes, kochendes Wasser einlegen. 15 Min. lang kochen, anschließend etwas ziehen lassen. Die Knödel mit geschmolzener Butter oder Margarine und Staubzucker oder mit in Butter oder Margarine angelaufenen Semmelbröseln und Staubzucker servieren.

DAUERKOST

SUPPEN

ERBSENSUPPE

Zutaten für 1 Portion:

150 g junge Erbsen
(tiefgekühlt)

1 EL Butter
oder Margarine

1 EL Mehl

2 EL frische Petersilie

Zucker

¼ l Wasser oder
Gemüsebrühe

1 TL Crème fraîche

Zubereitung:

Die gehackte Petersilie und den Zucker in Butter oder Margarine etwas anlaufen lassen; das Mehl hinzufügen, durchrösten, die tiefgekühlten Erbsen dazugeben, mit Wasser oder Gemüsebrühe aufgießen und weichkochen. 1 EL der Erbsen zurückbehalten, den Rest mit Crème fraîche pürieren und mit den Erbsen servieren.

MINESTRONE (MEDITERRANE GEMÜSESUPPE)

Zutaten für 4 Portionen:

2 mittelgroße Karotten

1 mittelgroße
Stange Lauch

2 mittelgroße Zucchini

2 mittelgroße Tomaten

1 Handvoll grüne Bohnen

1 Zwiebel

1 EL Olivenöl

1 l Gemüsebrühe

2 Knoblauchzehen

1 Prise Salz

1 kl. Bund Basilikum

1 kl. Bund Rosmarin

50 g Parmesan (Pecorino)

Zubereitung:

Das Gemüse putzen und waschen, die Tomaten entkernen und grob zerteilen. Die Bohnen in heißem Salzwasser kurz blanchieren. Die Zwiebel schälen und würfeln. In heißem Öl anschwitzen, Gemüse dazugeben und dünsten.
Mit Brühe aufgießen, den Knoblauch schälen und dazugeben, etwa 15 Min. lang kochen lassen, dann fein pürieren. Die Kräuter waschen, die Blättchen vom Stängel zupfen, dann fein hacken. Den Pecorino reiben. Kräuter und Käse über die Suppe streuen, mit Baguette servieren.

Tipp: Sie können die Suppe auch unpüriert genießen.

KRAUTSUPPE

Zutaten für 2–3 Portionen:

3 EL Butter oder Margarine
1 Zwiebel (fein gehackt)
Kümmel
300 g Weißkraut
150 g Kartoffeln
100 g Tomaten
Salz, Majoran

Zubereitung:

Die fein geschnittene Zwiebel und den Kümmel in Butter oder Margarine hell anlaufen lassen, das in feine Streifen geschnittene Weißkraut dazugeben, durchrösten und aufgießen. Die geschälten Kartoffeln fein reißen, in die Suppe geben; die Tomate enthäuten, zerteilen und ebenfalls dazugeben. Alles würzen und weich garen.

ROLLGERSTENSUPPE

Zutaten für 4 Portionen:

3 EL Butter oder Margarine
1 Tasse Suppengrün
ca. 5 EL Rollgerste
Salz
Liebstöckel
1 ½ l Wasser oder Gemüsebrühe

Zubereitung:

Das klein geschnittene Suppengemüse (Karotten, Sellerie, Lauch) mit Butter oder Margarine hell anrösten, mit 1,5 l Wasser oder Gemüsebrühe aufgießen, die Rollgerste dazugeben, salzen und weich kochen. Abschließend mit Liebstöckel würzen.

SCHNELLE FISCHSUPPE

Zutaten für 4 Portionen:

2 Karotten
1 Lauchstange
2 mittelgroße Zwiebel
5 EL Olivenöl
½ l Fischfond (Glas)
⅛ l Weißwein
½ TL Fenchelsamen
1 Lorbeerblatt
3–5 Safranfäden
800 g Fischfilet (gemischt weiß, festkochend)

Zubereitung:

Die Zwiebel feinblättrig schneiden, das Gemüse putzen und mundgerecht schneiden. Die Zwiebel in Olivenöl anbraten, das Gemüse dazugeben und mitrösten. Mit Wein und Fischfond ablöschen und die Gewürze beifügen, ca. 45 Min. lang kochen lassen. Die Hitze reduzieren und die mundgerecht geschnittenen Fischstücke vorsichtig etwa 10 Min. lang mitziehen lassen. Mit Weißbrot servieren.

SCHNELLE THAI-SUPPE

Zutaten für 2–3 Portionen:

500 ml Kokosmilch

1 Zucchini

2 Karotten

2 Tomaten

1 EL Öl

Saft von 1 Limette

Hühnerbrühe (Instant)

Zubereitung:

Die Tomaten achteln, die Karotten und Zucchini mundgerecht schneiden. Das Öl erhitzen und das Gemüse mild anrösten, mit Limettensaft löschen und mit Kokosmilch aufgießen. Schwach kochen lassen, bis das Gemüse bissfest ist. Mit (Instant-)Hühnerbrühe abschmecken und servieren.

Varianten: Eine Hühnerbrust mundgerecht klein schneiden und mit dem Gemüse mitbraten, dann wie oben fortsetzen.
Alternativ dazu einige vorgekochte Garnelen verwenden und diese wie oben mitbraten.

HIRSENOCKEN

Zutaten für 5 Portionen:

4 EL Hirse
(sehr fein gemahlen)

150 g Topfen (Quark)
oder weicher Schafskäse

1 Eigelb

1 Eiweiß (steif geschlagen)

3 EL Butter
oder Margarine

Salz

Muskat

evtl. 1 Prise
Paprikapulver

Brühe nach Wahl

Zubereitung:

Butter oder Margarine schaumig rühren, Hirsemehl und Eigelb untermengen, mit Topfen gut durchmischen und würzen. Etwa 30 Min. rasten lassen und dann das Eiweiß untermischen. Kleine Nocken abstechen und in der gewünschten Suppe 10–15 Min. lang ziehen lassen.

KLEINE SPEISEN

CHINAKOHLSALAT

Zutaten für 4 Portionen:

1 kg Chinakohl
(in Streifen geschnitten)

2 EL Öl

2 EL Sesamöl

1 EL Balsamicoessig

2 EL Sojasauce
(Ketjap Manis)

2 EL Honig

½ TL Salz

Zubereitung:

Den Chinakohl in 2 EL Öl 3 Min. lang braten und mit der Marinade aus den übrigen Zutaten vermengen. Der Chinakohlsalat kann lauwarm oder kalt serviert werden.

BACKOFEN-KARTOFFELPUFFER

Zutaten für 4 Portionen:

750 g mehlige Kartoffeln

50 g Butter
oder Margarine

2 Eier

3 EL Mehl

½ TL Kräutersalz

Zubereitung:

Die Kartoffeln weich kochen, schälen und passieren. Mit allen übrigen Zutaten vermengen. Mit feuchten Händen hühnereigroße Kugeln formen und flachdrücken. Auf einem mit Backpapier ausgelegten Backblech platzieren und im Ofen auf mittlerer Schiene ca. 30–40 Min. lang bei 180° C backen.

AVOCADO-THUNFISCH-AUFSTRICH

Zutaten für 2 Portionen:

1 reife Avocado

1 Dose Thunfisch
im eigenen Saft

Saft von 1 Zitrone

Petersilie (gehackt)

1 TL Senf

evtl. 1 Ei, gekocht und
gehackt

Salz

Zubereitung:

Das Avocadofruchtfleisch aus der Schale lösen, dne Kern entfernen und das Fruchtfleisch mit Zitronensaft, Senf und Gewürzen pürieren. Mit einer Gabel den leicht zerpflückten Thunfisch untermengen und evtl. mit dem gehackten Ei bestreuen.

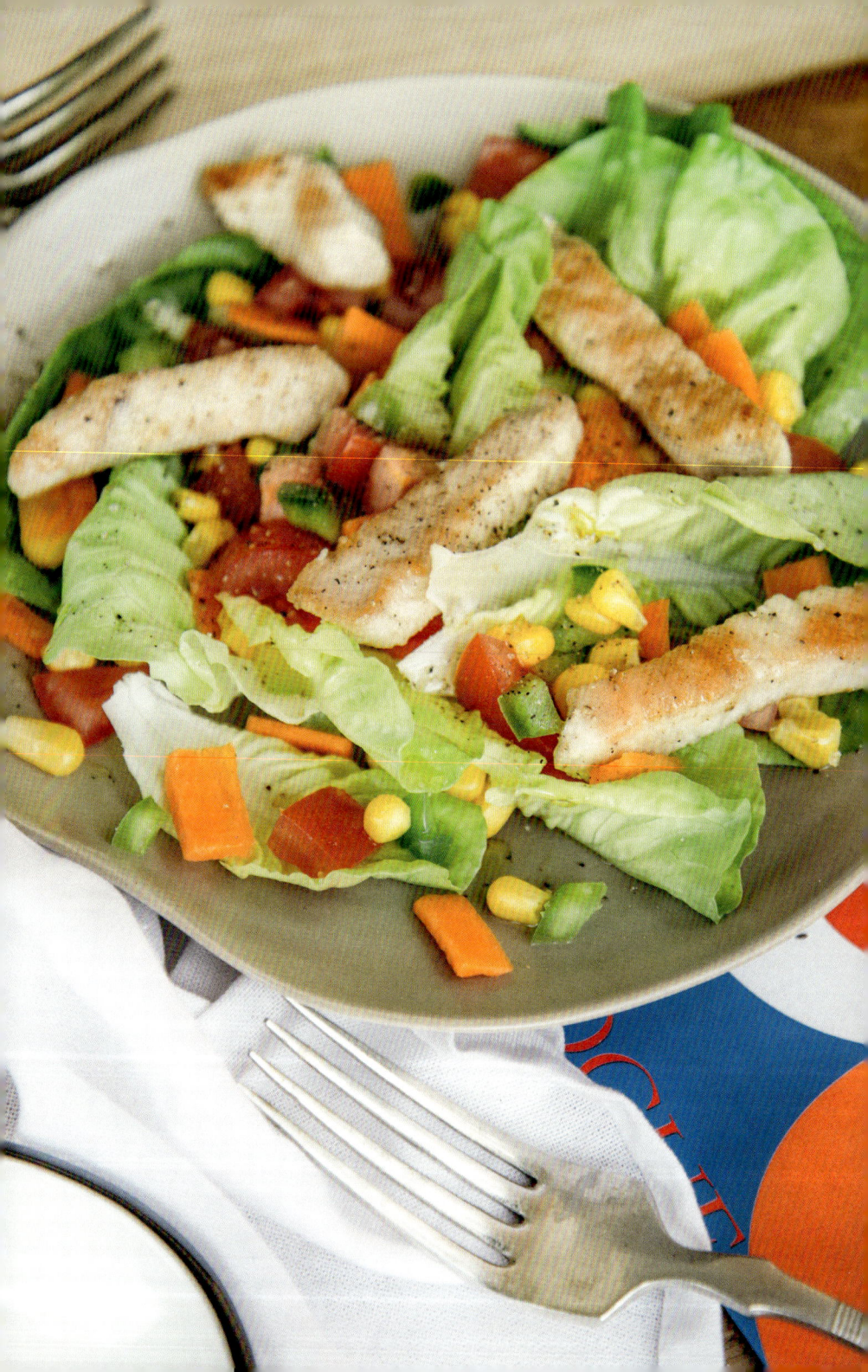

SALAT MIT HÜHNERBRUSTSTREIFEN

Zutaten für 4 Portionen:

2 Hühnerbrustschnitzel

1 kleiner Kopfsalat

3 Tomaten

1 kleine Zwiebel

1 kleine Dose Mais

2 Karotten

1 Paprika

Für die Marinade:

etwas Essig, Öl, Salz,
evtl. etwas Zucker

Zubereitung:

Das Hähnchenfleisch in mundgerechte Streifen schneiden, salzen, in Mehl wenden und knusprig braten. Die Tomaten in Würfel schneiden, mit gewürfelten Zwiebeln, den Karottenstreifen, Paprikawürfeln, Mais (gut abtropfen lassen) und der Marinade verrühren und 10 Min. lang ziehen lassen. Erst kurz vor dem Servieren den grünen Salat dazumischen und alles mit Hühnerbruststreifen anrichten.

MELONE MIT SCHINKEN

Zutaten für 2 Portionen:

½ Zucker- oder
Honigmelone

100 g Lachsschinken

Zubereitung:

Melone der Länge nach halbieren und essfertig anrichten. Den Lachsschinken darauf anrichten.

DINKELLAIBCHEN

Zutaten für 2 Portionen:

¼ l Milch

Salz

Muskat

10 EL Dinkelflocken

3 EL geriebener Käse

Semmelbrösel

Öl zum Braten

1 EL würzende Zutaten,
wie z. B. Blattspinat,
gedünstete Champignons
oder geröstete Zwiebel

Zubereitung:

Die Dinkelflocken in der leicht gesalzenen Milch dickbreiig einkochen, mit geriebenen Käse, Muskat und der gewählten würzenden Zutat vermengen und auskühlen lassen (falls der Teig zu weich wird, können Sie noch Semmelbrösel in den Teig einarbeiten). Aus dem Teig Laibchen formen, diese in Semmelbröseln wälzen und anschließend beidseitig ca. 5 Min. bei niedriger Hitze anbraten.

TOFULAIBCHEN

Zutaten für 1 Portion:

200 g Tofu

2 EL Butter
oder Margarine

1 Zwiebel

Petersilie

Salz

1 EL Sesam

Öl zum Braten

1 Ei

evtl. 1 Knoblauchzehe

Zubereitung:
Den Tofu durch ein Sieb streichen. Die fein geschnittene Zwiebel und den zerdrückten Knoblauch in Butter oder Margarine anrösten, die gehackte Petersilie dazugeben, einmal durchrösten und zum Tofu geben. Ei und Sesam hinzufügen, salzen, die Masse gut abkneten, daraus Laibchen formen und beidseitig je 5 Min. bei niedriger Hitze anbraten.

ZITRONEN-KRESSE-COUSCOUS

Zutaten für 4 Portionen:

200 g Couscous

etwas Öl

½ l Wasser

etwas Salz

etwas Zitronenpfeffer

Kresse

evtl. 1 Zitrone
(Schale und Saft)

Zubereitung:
Couscous in Öl anrösten, mit Wasser aufgießen und aufkochen. Abgeriebene Zitronenschale und etwas Salz einrühren und bei leichter Hitze ausquellen lassen.
Mit Zitronenpfeffer, Zitronensaft, etwas Öl und Kresse vermengen.

WÜRSTCHEN IM BLÄTTERTEIG

Zutaten für 2 Portionen:

2 Paar Teewürste oder
1 Paar Frankfurter

1 Rolle Blätterteig
(gekühlt, light)

Ei

Kümmel

Salz

Zubereitung:
Den Blätterteig in 2 cm breite Streifen schneiden, die Teewürste damit umwickeln, mit Ei bestreichen, salzen und mit Kümmel bestreuen. Bei ca. 180°C backen. Statt Teewürsten können auch der Länge nach halbierte Frankfurter Würstchen verwendet werden.

BABA GANOUSH (AUBERGINENAUFSTRICH)

Zutaten für 4 Portionen:

2 Auberginen

3 EL Sesampaste (Tahina)

3 EL Zitronensaft

2 EL Olivenöl

Salz

evtl. 2 Knoblauchzehen

Petersilie

Zubereitung:

Backofen auf 220° C vorheizen, die Auberginen waschen und mit einem spitzen Messer einige Male einstechen. Die Auberginen ca. 30 Min. backen, bis sie ganz weich sind und die Haut fast schwarz ist. Aus dem Ofen nehmen und etwas abkühlen lassen. Die noch lauwarmen Auberginen halbieren und das weiche Fruchtfleisch mit einem Löffel aus der Schale lösen. Dann das Fruchtfleisch zusammen mit der Sesampaste, dem Zitronensaft und dem Olivenöl im Mixer fein zerkleinern. Den Knoblauch schälen, durch die Knoblauchpresse drücken und zum Auberginenpüree geben, dann mit Salz abschmecken. Dazu Fladenbrot und schwarze Oliven reichen, mit Petersilie garnieren.

HUMMUS (KICHERERBSENAUFSTRICH)

Zutaten für 4 Portionen:

250 g (1 Dose) Kichererbsen

1 Prise Kreuzkümmel

1 TL süßes Paprikapulver

1 Bund Petersilie

5 EL Olivenöl

Salz

3 EL Sesampaste (Tahina)

evtl. 2 Knoblauchzehen

evtl. 1 Zitrone

Zubereitung:

Die Kichererbsen gut mit einem Sieb spülen. Alle Zutaten außer Tahina und dem Zitronensaft im Mixer pürieren. Dabei entsteht eine geschmeidige Masse. Am Schluss Tahina und Zitronensaft unterrühren.

VEGETARISCHE SPEISEN

MANGOLDGRATIN

Zutaten für 4–6 Portionen:

1½ kg Mangold

250 ml Crème fraîche

125 g Hartkäse (gerieben)

Salz, Muskat

Zubereitung:

Den Mangold waschen und sowohl die Blätter als auch die Stängel verwenden. In Streifen schneiden und in gesalzenem Wasser gar kochen, dann abgießen und gut ausdrücken. In einer Schüssel den Mangold mit der Crème fraîche und dem Käse vermengen und mit Salz und Muskat abschmecken. In einer Gratinform bei 180° C etwa 30 Min. lang backen.

KARTOFFELAUFLAUF

Zutaten für 3 Portionen:

750 g Kartoffeln

200 ml Obers (Sahne)
oder Crème fine

100 g Käse (gerieben)

1 EL Majoran

1 Knoblauchzehe

Zubereitung:

Die Kartoffeln schälen, klein würfeln und in eine leicht gefettete Form schichten. Obers und Käse mit Knoblauch und Majoran vermischen und über die Kartoffeln gießen. Bei 175° C Umluft etwa 75 Min. lang backen.

Tipp: Dazu passt milder gemischter Salat.

VOLLKORNNOCKEN MIT KOHLGEMÜSE

Zutaten für 2 Portionen:

300 g Roggenvollkornmehl

2 Eier

¼ l Milch

Salz

200 g Grünkohl

1 Zwiebel (fein gehackt)

3 EL Butter
oder Margarine

Kümmel

Majoran

40 g Käse (gerieben)

Zubereitung:

Aus Roggenvollkornmehl, Eiern, Milch und Salz einen Nockerlteig zubereiten, gut abschlagen und ½ Std. rasten lassen. Den Teig durch eine Nockerlpresse ins kochende Wasser drücken und einige Minuten gar kochen lassen, herausheben und abschrecken. Fein geschnittene Zwiebel und Kümmel in Butter oder Margarine etwas anrösten, den nudelig geschnittenen Kohl dazugeben und garen, mit Majoran und Salz würzen. Nockerln und Gemüse vermengen, in eine Pfanne geben, mit geriebenem Käse bestreuen und im Backofen kurz überbacken.

GEFÜLLTE ZUCCHINI

Zutaten für 4 Portionen:

4 mittelgroße Zucchini

2 Eier

100 g gekochter Reis

100 g zerkleinerter Schafskäse

100 g Champignons (feinblättrig geschnitten)

½ Zwiebel (fein gehackt)

Petersilie

Salz

½ l Gemüsebrühe

evtl. 1 Knoblauchzehe (gehackt)

Zubereitung:

Die Zucchini kurz im kochenden Wasser blanchieren, abkühlen lassen, halbieren und aushöhlen (das Fruchtfleisch klein hacken). Das Fruchtfleisch mit Reis, Champignons, Eiern und Zwiebeln mischen, die Kräuter und die Hälfte des Schafskäses unterrühren. Die Zucchini mit der Mischung füllen, in eine befettete Form legen und mit Gemüsebrühe aufgießen. Bei 180° C etwa 45 Min. lang backen, kurz vor Ablauf dieser Zeit noch den restlichen Käse auf die Zucchini streuen und zu Ende gratinieren.

Tipp: Dazu passen Petersilienkartoffeln (S. 102) oder Kartoffelpüree.

GEMÜSEBOLOGNESE FÜR PASTA ODER GNOCCHI

Zutaten für 4 Portionen:

1 Zwiebel (fein gehackt)

1 Zucchini (geraspelt)

½ Sellerieknolle (geraspelt)

2 Karotten (geraspelt)

2 Dosen (250 g) Tomaten (gewürfelt)

Kräuter nach Belieben (Oregano, Basilikum, Petersilie)

Olivenöl

Balsamicoessig zum Abschmecken

1 Prise Zucker

evtl. 1 Knoblauchzehe (zerdrückt)

Zubereitung:

Die Zwiebel in Olivenöl anbraten, das geraspelte Gemüse sowie den Knoblauch einige Minuten lang mitbraten, mit den Dosentomaten aufgießen, mit Kräutern würzen und alles zusammen sehr weich kochen (es muss eine sehr cremige Konsistenz entstehen). Mit Balsamico und Zucker abschmecken. Zu Pasta oder Gnocchi servieren.

SPINATSOUFFLÉ

Zutaten für 4–6 Portionen:

500 g Blattspinat
(tiefgekühlt,
in kleinen Würfeln)

60 g Butter
oder Margarine

75 g Mehl

400 ml Milch

5 Eier

100 g Hartkäse (gerieben)

Salz

Muskat

Zubereitung:

Den Blattspinat nach Anweisung gar kochen, dann kräftig ausdrücken und klein hacken. Aus Butter oder Margarine und Mehl eine helle Einbrenn zubereiten und mit Milch aufgießen. Kräftig rühren, bis eine gute Béchamelsauce entstanden ist. Dann würzen und mit Muskat abschmecken. Die Sauce etwas auskühlen lassen. Die Eier trennen und das Eiweiß zu einem festen Schnee schlagen. Die Béchamelsauce mit dem Eigelb, dem Käse und dem Spinat vermischen und ganz vorsichtig den Schnee unterheben. In eine gefettete Form füllen und bei 200° C etwa 30–40 Min. lang backen.

ITALIENISCHE GNOCCHI

Zutaten für 2 Portionen:

800 g mehlige Kartoffeln

150 g feiner Weizengrieß

Muskat

½ Tasse lauwarmes Wasser

5 EL Hartkäse (gerieben)

Zubereitung:

Die Kartoffeln ungeschält gar kochen, schälen und durch die Kartoffelpresse drücken. Mit Käse, Muskat und Weizengrieß sowie Wasser zu einem geschmeidigen Teig kneten. Aus dem Teig eine 5 cm dicke Rolle formen, Scheiben abschneiden und zu kleinen Knödeln formen, diese mit einer Gabel flach drücken. In leicht gesalzenem Wasser gar ziehen lassen.

Tipp: Zu den Gnocci passen:
a) Tomaten-Basilikum-Sauce,
b) Butter und geriebener Parmesan,
c) Butter und frischer Salbei.

NUDELAUFLAUF MIT TOMATEN

Zutaten für 4 Portionen:

6 geschälte Tomaten

300 g Spiralnudeln
(oder Ähnliches)

2 Eier

150 g Parmesan (gerieben)

⅛ l Milch

Muskat

evtl. 1 Knoblauchzehe

Zubereitung:

Geschälte Tomaten in kleine Würfel schneiden. Die Nudeln entsprechend der Packungsanleitung kochen. Backofen auf 200°C vorheizen. Den Knoblauch fein hacken, mit Tomaten und Muskat mischen. Die verquirlten Eier und die Nudeln unter die Masse mischen und alles in einer ofenfesten Form verteilen. Die Milch mit dem Käse pürieren und über die Masse gießen. Ca. 15 Min. lang backen.

BROKKOLIGRATIN

Zutaten für 4 Portionen:

1 kg Brokkoli

100 g Bulgur
(schnell kochend)

4 Eier

½ l Milch

75 g Hartkäse (gerieben)

15 g Butter
oder Margarine

Salz, Muskat (gerieben)

Zubereitung:

In einer ofenfesten Form ein Wasserbad für den Backofen vorbereiten. Brokkoli in Röschen schneiden, die Stiele schälen und klein schneiden. In kochendem, leicht gesalzenem Wasser weich garen und abgießen, dann pürieren. Währenddessen den Bulgur nach Anleitung garen und beiseite stellen. Die Eier in eine Schüssel schlagen, mit Milch und dem geriebenen Käse gut vermischen, das Brokkolipüree unterziehen und mit Muskat und Salz abschmecken. Eine Gratinform einfetten und den Bulgur einfüllen, darüber die Brokkolimasse verteilen und alles im Wasserbad ca. 45 Min. bei 180°C fertig garen.

FISCHSPEISEN

MEERESFRÜCHTE-RISOTTO

Zutaten für 4 Portionen:

500 g Meeresfrüchte
(vorgegart, tiefgekühlt)

5 EL Öl

1 Zwiebel

300 g Risottoreis

½ l Weißwein

½ l Wasser

Salz

Zubereitung:

Öl in einem großen Topf erhitzen, Zwiebel darin andünsten. Den Reis hineingeben und je mit der Hälfte von Wein und Wasser aufgießen. Bis der Reis weich ist, immer wieder rühren und bei Bedarf aufgießen. Nach einer guten Viertelstunde die Meeresfrüchte einrühren und fertiggaren. Der Reis sollte immer noch kernig sein.

Hinweis: Wenn Sie Alkohol auch zum Kochen nicht vertragen, ersetzen Sie den Weißwein am besten durch Fond (Brühe).

SCHOLLENFILET IN ALUMINIUMFOLIE

Zutaten für 1 Portion:

200 g Schollenfilet
(tiefgekühlt)

Salz

etwas Zitronensaft

Butter oder Margarine
zum Bestreichen

1 Tomate

Zubereitung:

Das tiefgekühlte Schollenfilet salzen, mit Zitronensaft beträufeln, mit einer Tomatenscheibe belegen und in ein Stück mit Butter oder Margarine bestrichene Aluminiumfolie verpacken. 20 Min. lang im vorgeheizten Backofen braten.

GEMÜSEFISCH

Zutaten für 1 Portion:

200 g Fischfilet

Karottenstreifen

Selleriestreifen

Petersilie

Salz

1 Lorbeerblatt

2 EL Butter
oder Margarine

Zubereitung:

Das fein geschnittene Wurzelgemüse mit Salz, Lorbeerblatt und Butter oder Margarine weich dünsten. Den gesalzenen Fisch dazugeben und weich dünsten. Mit gehackter Petersilie servieren.

GEBRATENE FORELLE

Zutaten:

1 Forelle (pro Portion: 250 g Fisch)
Salz
Petersilie
etwas Zitronensaft
1 EL Mehl
Butter oder Margarine

Zubereitung:

Den Fisch salzen, mit Zitronensaft und gehackter Petersilie leicht einreiben, entlang des Rückens 2- bis 3-mal leicht quer einschneiden und in Mehl wenden. In einer beschichteten Pfanne Butter oder Margarine schmelzen lassen, den Fisch einlegen und auf beiden Seiten jeweils etwa 5 Min. anbraten.

BLAU GEKOCHTE FORELLE

Zutaten:

1 Forelle (pro Portion: 250 g Fisch)
Wurzelgemüse (z. B. einige Streifen Karotte, Sellerie und Pastinake)
½ Zwiebel
Lorbeerblatt
etwas Essig
Salz
20 g Butter

Zubereitung:

Für den Fischsud das Wasser und die würzenden Zutaten aufkochen. Den Fisch vorsichtig auswaschen, damit die Schleimhaut nicht verletzt wird, und in den leicht kochenden Fischsud einlegen, die Hitze reduzieren und 10 Min. ziehen lassen. Mit etwas zerlassener Butter übergossen servieren.

OFENFISCH

Zutaten für 4 Portionen:

4 Fischfilets
frisches Basilikum
1 Bund Petersilie
2–3 EL Olivenöl
Salz
evtl. Saft von ½ Zitrone
evtl. 1 Knoblauchzehe (zerdrückt)

Zubereitung:

Die Kräuter klein schneiden, mit Olivenöl, Zitronensaft und der zerdrückten Knoblauchzehe zu einer würzigen Paste mischen. Den Fisch in eine ofenfeste Form legen, mit der Paste bestreichen und bei 200° C etwa 15 Min. lang garen.

Tipp: Mit Petersilienkartoffeln, Reis oder Baguette servieren.

DORSCHRAGOUT

Zutaten für 4 Portionen:

4 EL Butter oder Margarine

800 g Dorschfilet

2 Fleischtomaten

2 Stangen Lauch

3 EL Oliven- oder Maiskeimöl

4 Karotten

1 Bund Petersilie

1 Prise Salz

2 Zwiebeln

evtl. 1 Prise Paprikapulver (edelsüß)

evtl. Saft von ½ Zitrone

Zubereitung:

Den Lauch putzen, der Länge nach halbieren, waschen und in etwa ½ cm breite Streifen schneiden. Die Zwiebeln schälen und fein hacken. Die Karotten schälen, waschen und klein würfeln. Die Tomaten mit kochendem Wasser überbrühen, häuten und halbieren. Die Kerne und Stielansätze entfernen, das Fruchtfleisch klein schneiden.

Butter oder Margarine erhitzen. Den Lauch, die Zwiebeln und die Karotten darin bei schwacher Hitze etwa 10 Min. lang braten. Die Tomaten hinzufügen, würzen, aufkochen lassen und bei schwacher Hitze warmhalten.

Den Fisch in mundgerechte Stücke schneiden, salzen und mit dem Zitronensaft beträufeln. In einer Pfanne das Öl erhitzen, den Fisch etwa 3 Min. lang darin anbraten und dabei einmal wenden. Dann mit Paprikapulver und Salz abschmecken und unter das Gemüse heben.

Die Petersilie waschen, trocken schütteln, die Blättchen abzupfen und fein hacken. Über das Dorschragout streuen.

Tipp: Mit Reis oder Weißbrot servieren.

FLEISCHSPEISEN

HÜHNERREIS

Zutaten für 1 Portion:

1 Hühnerbrust

2 EL Butter
oder Margarine

5 EL Reis

1 Zwiebel

1 Gewürznelke

Petersilie

Salz

150 ml Wasser bzw. Brühe

Zubereitung:

Das Hühnerfleisch in Stücke teilen und mit etwas Butter oder Margarine und Salz weich dünsten. Darauf achten, dass das Kochwasser möglichst verkocht ist. Den Reis dazugeben, mit kochendem Wasser oder milder Hühnerbrühe aufgießen, dann salzen. Zwiebel und Gewürznelke dazugeben, zudecken und auf kleiner Flamme fertig dünsten, bis der Reis weich ist. Mit Petersilie bestreuen.

FASCHIERTE LAIBCHEN

Zutaten für 2–3 Portionen:

300 g Faschiertes
(vom Rind)

4–5 EL Semmelbrösel

100 g Magertopfen
(Magerquark)

1 Ei

Salz, Majoran

evtl. 2 TL Senf

Zubereitung:

Faschiertes, Semmelbrösel, Magertopfen, Ei und Senf verkneten, würzen. Mit angefeuchteten Händen kleine Laibchen formen. Im vorgeheizten Backofen mit Oberhitze bei 190° C beidseits je 6–8 Min. lang braten. Dazu Kartoffelpüree oder Püreevariationen servieren.

RINDERBRATEN IN ALUMINIUMFOLIE

Zutaten für 6 Portionen:

1 kg Rindfleisch

Wurzelgemüse (Karotten,
Sellerie, Pastinaken etc.)
nach Belieben

1 Zwiebel

Salz

Butter oder Margarine

Zubereitung:

Den gewürzten Rindsbraten auf ein Stück mit Butter oder Margarine bestrichene Aluminiumfolie legen, etwas Wurzelgemüse und Zwiebeln dünnblättrig schneiden und den Braten rundum damit belegen. Den Braten fertig einpacken und im Backofen 1½–2 Std. lang braten.

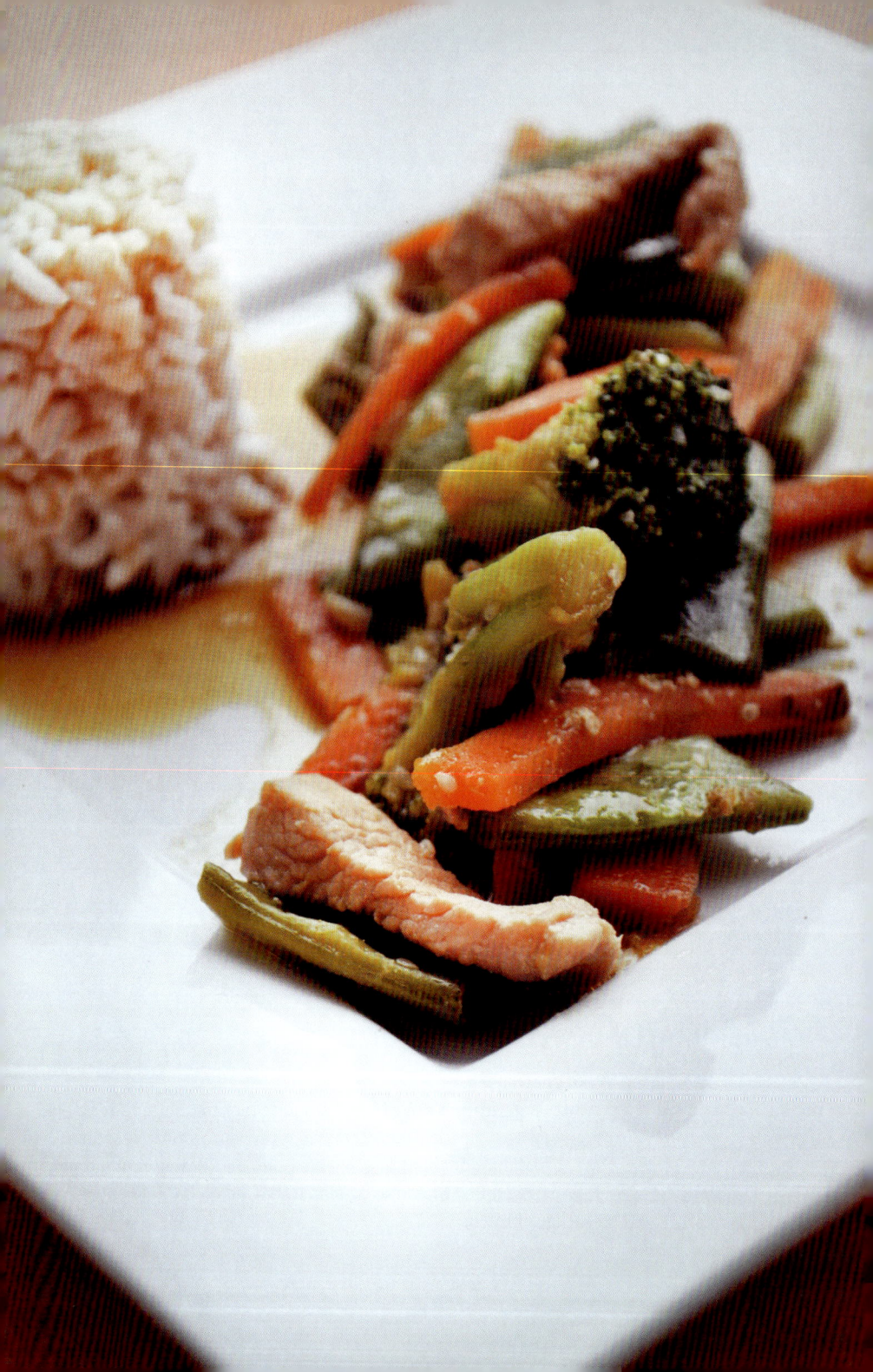

PUTE ASIATISCH

Zutaten für 4 Portionen:

400 g Putenbrust

2 EL Sesamsamen

300 g Brokkoli

2–3 Karotten

250 g Zuckerschoten

1 Stk. Zitronengras
(ersatzweise
Zitronengraspulver)

2 EL Sesamöl

3 EL Sojasauce

Salz

3 EL Öl

Zubereitung:

Das Fleisch in mundgerechte Stücke schneiden. Aus der Sojasauce, dem Salz, dem Zitronengras und 3 EL Öl eine Marinade rühren und das Fleisch darin 20 Min. lang rasten lassen. Brokkoli in Röschen teilen, Karotten in mundgerechte Stäbchen schneiden. Sesamöl in einer tiefen Pfanne (oder im Wok) erhitzen und das Fleisch rundum kurz anbraten. Das Gemüse beigeben und 3 Min. lang mitdünsten. Die Zuckerschoten beigeben und weitere 5 Min. lang braten. Mehrmals umrühren. Mit Sojasauce würzen, das Zitronengras entfernen und die Mischung mit Sesam bestreuen. Mit Reis servieren.

WURZELHUHN

Zutaten für 4 Portionen:

1 Brathuhn

100 g Karotten

100 g Sellerie

50 g Petersilienwurzel

2–3 EL Butter
oder Margarine

Salz

Lorbeerblatt

Petersilie

Zubereitung:

Das fein geschnittene Wurzelgemüse in Butter oder Margarine kurz anlaufen lassen. Das in acht Teile geteilte Huhn, von dem die Haut abgezogen wurde, dazugeben, kurz durchrösten, aufgießen, würzen und weich dünsten. Abschließend mit gehackter Petersilie garnieren.

KALBSRAGOUT

Zutaten für 1 Portion:

150 g Kalbfleisch

10 g Butter oder Margarine

50 g Karotten

50 g Sellerie

50 g grüne Bohnen

Petersilie

Béchamelsauce:

20 g Butter oder Margarine

20 g Mehl

150 g Milch

Muskat, Salz

Zubereitung:

Das in Stücke geteilte Kalbfleisch und das kleinwürfelig geschnittene Gemüse mit Butter und Salz weich dünsten. Für die Béchamelsauce Mehl in Butter hell anlaufen lassen, mit Milch aufgießen und gut verkochen. Gemüse und Fleisch zur Béchamel geben, mit Salz und Muskat würzen und gut verkochen.

Tipp: Mit Semmelknödeln, Serviettenknödeln, Reis oder gekochten Nudeln servieren.

FASCHIERTER BRATEN

Zutaten für 4 Portionen:

400 g mageres Faschiertes (vom Rind)

50 g Semmelwürfel

1 Ei

Salz

Muskat

Majoran

evtl. Knoblauchpulver

4 EL Butter oder Margarine

Zubereitung:

Semmelwürfel kurz in Wasser einweichen und ausdrücken. Das faschierte Fleisch mit den Semmelwürfeln und den übrigen angegebenen Zutaten gut verarbeiten. Daraus einen Laib formen und diesen mit Butter oder Margarine unter häufigem Begießen im Backofen braten.

HUHN IN ALUMINIUMFOLIE

Zutaten für 4 Portionen:

1 Brathuhn

2 kleine Äpfel

2 EL Butter oder Margarine

Salz, Majoran

Zubereitung:

Das vorbereitete Huhn mit Salz und Majoran würzen, in die Bauchhöhle des Huhns zwei kleine säuerliche Äpfel füllen. Das Huhn in mit Butter oder Margarine bestrichene Aluminiumfolie packen und 1 Std. lang im Ofen braten.

KARTOFFELAUFLAUF MIT SCHINKEN

Zutaten für 3 Portionen:

750 g Kartoffeln

200 g Schinken
(gewürfelt)

200 ml Obers (Sahne)
oder Crème fine

100 g Käse (gerieben)

1 EL Majoran

1 Knoblauchzehe

Zubereitung:
Die Kartoffeln schälen und klein würfeln. Mit Schinken in eine eingefettete Form schichten. Obers und Käse mit Knoblauch und Majoran vermischen und die Kartoffeln damit übergießen. Bei 175° C Umluft ca. 75 Min. lang backen. Dazu gemischten Salat reichen.

Variation: Für einen vegetarischen Auflauf den Schinken einfach weglassen.

REISFLEISCH

Zutaten für 1 Portion:

150 g Kalbfleisch

2 EL Butter
oder Margarine

1 EL Karotten

1 EL Champignons

1 EL Erbsen (tiefgekühlt)

5 EL Reis

Salz

Zubereitung:
Das in Stücke geteilte Kalbfleisch schwach anbraten und mit klein geschnittenem Gemüse gut halbweich dünsten. Darauf achten, dass der Saft möglichst verkocht ist. Den Reis und die Gewürze dazugeben, mit 150 g kochendem Wasser aufgießen und auf kleiner Flamme weich dünsten. Das Reisfleisch kann eventuell mit geriebenem Edamer Käse serviert werden.

SCHINKENFLECKERLAUFLAUF

Zutaten für 1 Portion:

50 g Fleckerln
(oder andere Teigwaren)

50 g Schinken

1 Ei (getrennt)

1 EL Butter oder
Margarine

1 EL Sauerrahm

Salz

Petersilie

10 g Edamer Käse

Zubereitung:
Die Nudeln nach Packungsanleitung garen. Eigelb, Butter oder Margarine, gehackten Schinken und Sauerrahm verrühren und unter die gekochten Fleckerln mengen, das steif geschlagene Eiweiß und die Gewürze unterziehen. Den Auflauf in eine befettete, bemehlte Auflaufform füllen, mit geriebenem Edamer Käse bestreuen und backen.

RINDERBRATEN

Zutaten für 6 Portionen:

1 kg Rindfleisch

1 Rinderknochen

Salz

Wurzelgemüse
nach Belieben

1 Zwiebel

Butter oder Margarine
für die Form

Zubereitung:
Den Boden einer Bratform mit Butter oder Margarine, Knochen, grob geschnittenem Wurzelgemüse und Zwiebelstücken bedecken, den mit Salz gewürzten Rinderbraten darauflegen, mit einem Stück befettetem Kochfettpapier bedecken. Im Backofen unter häufigem Begießen und Umwenden im eigenen Saft braten. Den Braten teilen und warmhalten, den Bratensatz mit Wasser oder milder Rindsuppe aufgießen und gut verkocht zum Braten servieren. Wird der Braten oder das mitgebratene Gemüse zu dunkel, bevor sie weich werden, gleich aufgießen und weich dünsten.

Hinweis: Hierfür eignen sich nur gut abgelegene, fettarme Fleischstücke (Lungenbraten, Beiried, Zapfen, weißes Scherzel).

KALBSBRATEN

Zutaten für 5 Portionen:

1 kg Kalbsbraten

1 Kalbsknochen

1 Zwiebel

Wurzelgemüse
nach Belieben

Salz

Butter oder Margarine
für die Form

Zubereitung:
Den Boden einer Bratform mit zerlassener Butter, den Knochen, dem grob geschnittenen Wurzelgemüse und den Zwiebelstücken füllen. Den gesalzenen Kalbsbraten darauflegen, ihn mit einem eingefetteten Kochfettpapier bedecken und im Backofen unter häufigem Begießen und Umwenden im eigenen Saft braten. Den Bratensatz mit Wasser aufgießen und gut verkochen. Wird der Bratensatz zu dunkel, sollte der Kalbsbraten vorher mit warmem Wasser aufgegossen und fertig gedünstet werden.

KALBFLEISCHSTRUDEL

Zutaten für 1 Portion:

200 g gares Kalbfleisch

2 Strudelblätter

1 Eigelb

2 EL Butter oder Margarine

Salz

Muskat

Petersilie

Zubereitung:
Das gebratene oder gedünstete Kalbfleisch faschieren und mit Salz, gehackter Petersilie und Muskat würzen. Ein Strudelblatt auflegen, mit Ei bestreichen, das zweite Strudelblatt darüberlegen, mit zerlassener Butter bepinseln, die Fleischfüllung auf der Hälfte des Teiges ausbreiten, den Strudel einrollen, die Teigenden zusammendrücken. Den Strudel mit Butter oder Margarine bepinseln und im Backofen goldbraun backen.

KALBFLEISCHHASCHEE

Zutaten für 1 Portion:

150 g Kalbfleisch

1 EL Butter
oder Margarine

Wurzelgemüse
nach Belieben

1 Zwiebel

Salz

evtl. Petersilie

evtl. Majoran

evtl. Muskat

evtl. Thymian

evtl. 1 EL Sauerrahm

evtl. 10 g Mehl

Zubereitung:

Das Kalbfleisch in kleinere Stücke teilen und mit Wurzelgemüse, einem Stück Zwiebel, Butter oder Margarine und Salz weich dünsten. Das gedünstete Fleisch sehr fein hacken oder faschieren und mit dem abgeseihten Saft und eventuell Wasser verkochen.

Tipp: Um den Geschmack des Haschees zu variieren, können abwechselnd verschiedene Gewürze verwendet werden. Alternativ dazu kann das Haschee mit einer Mischung aus Sauerrahm und Mehl verkocht werden.

LASAGNE MIT FASCHIERTEM

Zutaten für 4 Portionen:

250 g Faschiertes (vom
Rind)

½ Zwiebel

1 EL Olivenöl

½ kg Karotten

4 Tomaten

1 Knoblauchzehe

¼ l Gemüsebrühe

125 ml Milch

150 g Sauerrahm

250 g Lasagneblätter

100 g Hartkäse (gerieben)

Salz

evtl. 1 Prise Curry

Zubereitung:

Backofen auf 180° C vorheizen. Karotten schälen, in größere Stücke schneiden und mit Knoblauch und Curry in der Brühe weich kochen. Zeitgleich die Zwiebel fein hacken und in Olivenöl anbraten, das Faschierte beimengen und gut durchrösten. Die fein gewürfelten Tomaten dem Faschierten beigeben, salzen und mit ein wenig Wasser einkochen lassen.

Milch und Sauerrahm in die Karottenbrühe geben und pürieren, dann abschmecken. Die Auflaufform einfetten, abwechselnd Lasagneblätter, Sauce und Faschiertes einschichten. Mit Karottensauce abschließen und mit Käse bestreuen. Ca. 30–40 Min. lang backen.

BEILAGEN

ERBSEN-MAIS-GEMÜSE

Zutaten für 2 Portionen:

1 EL Butter
oder Margarine

Zucker

Petersilie

150 g Erbsen (tiefgekühlt)

150 g Mais (tiefgekühlt)

Salz

2 EL Crème fine oder
Obers (Sahne)

Zubereitung:
Die fein gehackte Petersilie mit Zucker in Butter oder Margarine kurz anlaufen lassen, das tiefgekühlte Gemüse dazugeben, salzen, aufgießen und weich dünsten. Zum Schluss den Obers dazugeben und etwas einkochen lassen.

BOHNENGEMÜSE

Zutaten für 1 Portion:

150 g grüne Bohnen

2 EL Mehl

2 EL Butter
oder Margarine

3 EL Sauerrahm

Salz

Dill oder Bohnenkraut

Zubereitung:
Die Bohnen klein schneiden, ggf. Enden entfernen und in Salzwasser weich kochen. Mit Mehlschwitze binden. Den Sauerrahm und die Kräuter beimengen und nochmals kurz aufkochen.

SCHNITTLAUCHSAUCE

Zutaten für 2 Portionen:

2 Scheiben Weißbrot

1 Ei (hart gekocht)

10 g (1 EL) Mayonnaise

Salz

Essig

Schnittlauch

Zubereitung:
Das Weißbrot in Wasser einweichen, ausdrücken und faschieren. Das hart gekochte Ei passieren. Faschiertes Weißbrot, passiertes Ei und Mayonnaise mit den Gewürzen vermengen, mit Essigwasser oder Wasser zu einer Sauce rühren, dann reichlich fein geschnittenen Schnittlauch untermengen.
Die Sauce passt gut zu gekochtem Rindfleisch oder Pellkartoffeln.

GRIESSKNÖDEL

Zutaten für 2 Portionen:

100 g Grieß

3–4 EL Butter
oder Margarine

1 Ei

Salz

Muskat

Zubereitung:

Butter oder Margarine, Ei und Grieß mit den Gewürzen gut vermengen. Die Knödelmasse ½ Std. lang rasten lassen. Daraus 2 Knödel formen und in kochendem Salzwasser 10 Min. lang leicht kochen, dann 20 Min. lang ziehen lassen.

TOPFENNUDELN

Zutaten für 1 Portion:

50 g Bandnudeln

100 g Topfen (Quark)

2 EL Butter
oder Margarine

Salz

Zubereitung:

Die gekochten, gesalzenen Nudeln mit Topfen vermengen, salzen und mit Butter oder Margarine im Wasserbad erhitzen.

BROKKOLIGEMÜSE

Zutaten für 2 Portionen:

250 g Brokkoli

3 EL Olivenöl

Salz

evtl. 1 Knoblauchzehe

evtl. etwas Weißwein

Zubereitung:

Die Brokkoliröschen und Stiele etwa 5 Min. lang in kochendes Salzwasser legen, herausheben und abtropfen lassen. Den gehackten Knoblauch in Öl etwas anrösten, Brokkoli und Weißwein hinzufügen und mit den Gewürzen fertig garen.

BOHNENGEMÜSE NATUR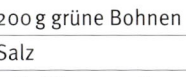

Zutaten für 1 Portion:

200 g grüne Bohnen

Salz

evtl. Zitronensaft

evtl. 1 EL Butter
oder Margarine

Zubereitung:

Die jungen, zarten Bohnen in Salzwasser weich kochen. Eventuell mit ein wenig heißer Butter oder Margarine und Zitronensaft servieren.

BLATTSPINAT

Zutaten für 1 Portion:

200 g Blattspinat
(frisch oder tiefgekühlt)

Salz

evtl. 1 EL Butter

Zubereitung:

Den Blattspinat mit etwas Wasser und Salz weich kochen und ab-tropfen lassen. Eventuell mit heißer Butter servieren.

BROKKOLI NATUR

Zutaten für 1 Portion:

150 g Brokkoli
(frisch oder tiefgekühlt)

Salz

evtl. 2 EL Butter
oder Margarine

Zubereitung:

Brokkoli mit Salzwasser weich kochen und abtropfen lassen. Eventuell mit heißer Butter servieren.

KOPFSALAT

Zutaten für 1 Portion:

½ Kopf Salat

Öl

etwas Essig

Salz, Zucker

frische Kräuter
(z. B. Petersilie,
Schnittlauch, Kresse)

Zubereitung:

Den Salat mit einer Marinade aus Öl, Essig, Salz, Zucker und fri-schen, gehackten Kräutern vermengen.

SELLERIESALAT

Zutaten für 1 Portion:

150 g Sellerie

Öl

etwas Essig oder
Zitronensaft

Salz

Zucker

Zubereitung:

Sellerie bissfest kochen, blättrig schneiden und mit den angege-benen Zutaten marinieren.

FENCHELSALAT

Zutaten für 2 Portionen:

1 Fenchelknolle

Salz

Zucker

etwas Essig oder
Zitronensaft

Öl

Zubereitung:

Den Fenchel halbieren und in Wasser mit etwas Zitronensaft weich kochen. Den blättrig geschnittenen, gekochten Fenchel mit den angegebenen Gewürzen marinieren.

ROTE-RÜBEN-SALAT

Zutaten für 2 Portionen:

2 mittelgroße, gekochte
Rote Rüben

Kümmel

etwas Zucker

etwas Essig oder
Zitronensaft

Zubereitung:

Wasser mit Kümmel leicht kochen. Die blättrig geschnittenen, gekochten Roten Rüben mit dem Kümmelsud übergießen, dann mit Zucker und Essig abschmecken.

KAROTTENSALAT (GEKOCHT)

Zutaten für 1 Portion:

150 g Karotten

etwas Zucker

Öl

etwas Essig oder
Zitronensaft

evtl. Salz

Petersilie

Zubereitung:

Die gekochten, blättrig geschnittenen Karotten mit den angegebenen Zutaten marinieren.

KAROTTENSALAT (ROH)

Zutaten für 2 Portionen:

3 mittelgroße Karotten

etwas Zucker

1 EL gutes Speiseöl

Zitronensaft

evtl. Salz

Zubereitung:

Die rohen Karotten fein reiben und mit Zitronensaft, Öl, Zucker und Salz marinieren.

BOHNENSALAT

Zutaten für 2 Portionen:

2 Handvoll grüne Bohnen

Öl

etwas Essig oder Zitronensaft

Salz

Dill

Zubereitung:

Die in Salzwasser weich gekochten grünen Bohnen noch heiß mit den angegebenen Zutaten marinieren, dann auskühlen lassen.

SELLERIE-APFEL-ROHKOST

Zutaten für 2 Portionen:

2 Äpfel

¼ Knolle Sellerie

einige Blätter grüner Salat

2 EL Joghurt

1 EL Sanddornsaft

evtl. etwas Zitronensaft

Zubereitung:

Die Äpfel schälen, entkernen und raspeln. Mit Zitronensaft beträufeln. Sellerie schälen und ebenso raspeln. Mit Joghurt und Sanddornsaft zu den Äpfeln mischen und gut durchziehen lassen. Auf grünem Salat anrichten.

SÜSSSPEISEN

TOPFENKNÖDEL

Zutaten für 2 Portionen:

4 EL Butter
oder Margarine

2 Eigelb

200 g Topfen (Quark)

Salz

6–8 EL Grieß

2 Eiweiß

Butter zum Anrichten

Zucker

evtl. abgeriebene Zitronen-
oder Orangenschale

Zubereitung:

Unter einen Abtrieb von Butter oder Margarine, Eigelb und Topfen den Grieß und das Salz mengen, dann die Topfenmasse ½ Std. lang rasten lassen. Das steif geschlagene Eiweiß unterziehen. Aus dem Teig Knödel formen und diese 20 Min. lang in schwach gesalzenem Wasser kochen. Mit zerlassener Butter und Zucker servieren. Die Topfenknödel können auch mit Zitronen- oder Orangenschalen gewürzt werden.

PALATSCHINKEN

Zutaten für 2 Portionen:

110 g Mehl

¼ l Milch

2 Eier

Salz

etwas Zucker

Butter zum Backen

Zubereitung:

Milch, Eier, Mehl, Salz und Zucker mit dem Schneebesen verrühren, ½ Std. lang rasten lassen. In einer Stielpfanne ein kleines Stück Butter oder Margarine heiß werden lassen, einen Schöpfer Palatschinkenmasse einfüllen, in der Pfanne verteilen, die Unterseite hell backen, mit dem Pfannenwender wenden und fertig backen.

MÜSLI

Zutaten für 1 Portion:

2 EL Haferflocken

5 EL Milch

3 EL Mandarinensaft

1 EL Honig

Zubereitung:

Die Haferflocken am Abend mit kalter Milch einweichen. Am nächsten Morgen die gequollenen Haferflocken mit dem Mandarinensaft und dem Honig vermengen. Im Anschluss servieren.

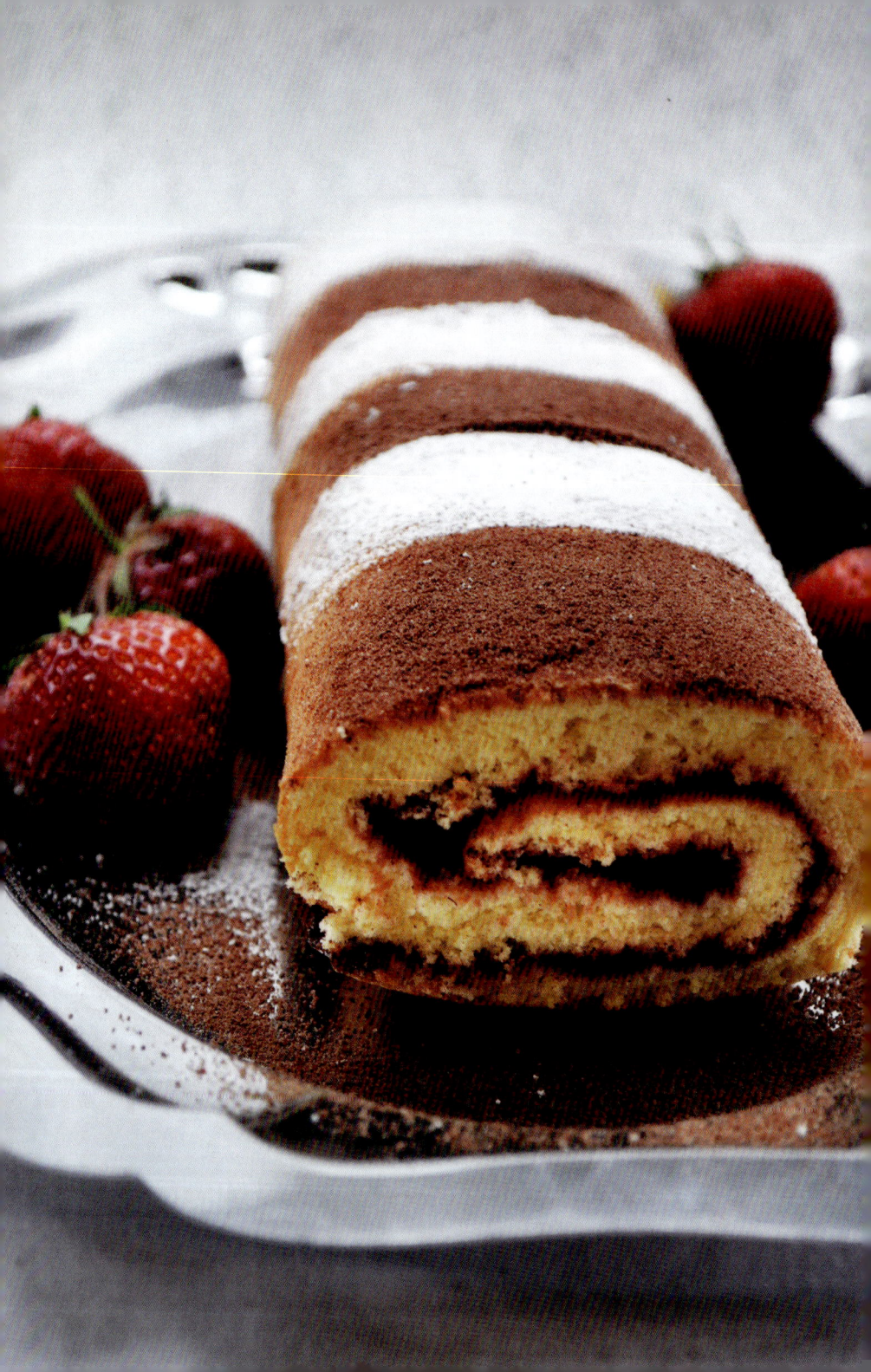

BISKUITROULADE

Zutaten für 4–6 Portionen:

6 Eier

160 g Zucker

1 Pkg. Vanillezucker

120 g Mehl

Zubereitung:

Eigelb, Zucker und Vanillezucker sehr schaumig schlagen, das steif geschlagene Eiweiß unterheben und das Mehl zum Schluss vorsichtig einarbeiten. Die Masse auf ein mit Backpapier ausgelegtes Blech streichen und bei 210° C etwa 10 Min. lang backen. Die Roulade auf ein Tuch stürzen und das Backpapier vorsichtig abziehen. Mithilfe des Tuches zu einer Rolle einrollen und auskühlen lassen. Wieder entrollen und mit Konfitüre nach Belieben bestreichen.

ERDBEERROULADE

Zutaten für 4 Portionen:

1 Teigmenge Biskuitroulade

200 g Erdbeeren

1 Becher Schlagobers (Sahne)
oder Crème fraîche

etwas Zucker

Zubereitung:

Die Biskuitroulade wie oben backen und mit etwas gesüßtem (geschlagenem) Obers sowie den klein geschnittenen Erdbeeren füllen.

GEDECKTER APFELKUCHEN

Zutaten für 5 Portionen:

200 g Butter
oder Margarine

100 g Staubzucker

250 g Mehl

1 Eigelb

750 g mürbe Äpfel

Zucker, Zimt

Rosinen

abgeriebene Zitronenschale

Zubereitung:

Für die Füllung die grob geraspelten oder dünnblättrig geschnittenen Äpfel mit Zucker, Zimt, Rosinen und geriebener Zitronenschale vermengen. Aus Butter oder Margarine, Mehl, Zucker und Eigelb einen gut abgekneteten Mürbteig zubereiten. Diesen ½ Std. lang rasten lassen, zu einem Rechteck ausrollen und eine Teighälfte als Boden auf das Backblech breiten. Die Apfelfülle darauf verteilen, die zweite Teighälfte darübergeben, mit einem verquirlten Ei bestreichen und im Backofen bei mittlerer Hitze backen.

SCHAUMSTANITZEL

Zutaten für 3 Portionen:

1 Ei

2 EL Zucker

2 EL Mehl

Füllung nach Belieben
(Schlagobers/Sahne,
Topfencreme)

Zubereitung:

Das ganze Ei mit Zucker abrühren (nicht schaumig schlagen), das Mehl unterziehen. Auf einem befetteten, bemehlten Backblech Kreise von etwa 10 cm Durchmesser aufzeichnen, die Biskuitmasse so dünn wie möglich zu Scheiben aufstreichen und bei guter Hitze backen. Die Biskuitscheiben mit einem dünnen Messer vom Backblech lösen und noch heiß über einen dicken Kochlöffelstiel oder einer befetteten Butterpapierrolle zu Bögen formen. Nach dem Erkalten mit geschlagenem Obers oder einer Topfencreme mit frischen Früchten füllen.

MARMORKUCHEN

Zutaten für 5 Portionen:

140 g Zucker

100 g Butter
oder Margarine

240 g Mehl

2 Eier (getrennt)

15 g Backpulver

20 g Vanillezucker

3–4 EL Kakao

Milch

Zubereitung:

Zucker, Butter oder Margarine, Vanillezucker und Eigelb verrühren, das Mehl, Backpulver und steif geschlagenes Eiweiß untermengen. Die Kuchenmasse mit etwas warmer Milch sehr dickflüssig rühren. Die Hälfte der Kuchenmasse mit Kakao vermengen. In eine befettete, bemehlte Kuchenform abwechselnd einen Löffel braune und einen Löffel weiße Kuchenmasse füllen. Bei mittlerer Hitze (180° C) etwa 45 Min. backen.

GRIESSPUDDING

Zutaten für 1 Portion:

⅛ l Milch

3–4 EL Grieß

1 Ei (getrennt)

2 EL Butter
oder Margarine

2 EL Zucker

Vanillezucker

evtl. Zitronen- oder
Orangensaft

Zubereitung:

Grieß mit Milch unter Rühren aufkochen. Unter den etwas ausgekühlten Milchgrieß Eigelb, Butter oder Margarine, Zucker, Vanillezucker, Fruchtsaft und das steif geschlagene Eiweiß mengen. Die Puddingmasse in eine befettete, bemehlte Puddingform füllen und ½ Std. lang im Wasserbad kochen. Mit Fruchtsaft servieren.

ANISBÖGEN

Zutaten für 4 Portionen:

3 Eier

75 g Zucker

60 g Mehl

Anis

Füllung nach Belieben
(Sahne, Eischnee etc.)

Zubereitung:

Die ganzen Eier mit dem Zucker abrühren (nicht schaumig schlagen), dann das Mehl unterziehen. Von der Biskuitmasse dünne Scheiben von etwa 5 cm Durchmesser auf ein befettetes, bemehltes Backblech streichen, mit Anis bestreuen und bei guter Hitze backen. Die Biskuitscheiben mit einem scharfen Messer vom Backblech lösen und sofort zu Tüten formen. Ausgekühlt mit steif geschlagenem, gesüßtem Eiweiß mit Früchten oder mit steif geschlagenem, gesüßtem Schlagobers und Früchten füllen.

APFELAUFLAUF

Zutaten für 4 Portionen:

800 g Äpfel (grob geraffelt)

8 EL Nüsse (gerieben)

5 Eier (getrennt)

6 EL feinen Haferschrot (z. B. aus dem Reformhaus)

1½ TL Zimt

8 EL Honig

evtl. Saft von 1 Zitrone

Zubereitung:

Die geriebenen Äpfel mit dem Zitronensaft mischen. Nüsse, Eigelb und Zimt unterrühren, Schrot untermengen und etwa 30 Min. lang rasten lassen. Honig einrühren und das steif geschlagene Eiweiß vorsichtig unterheben. In einer eingefetteten Auflaufform bei 200° C etwa ½ Std. lang backen.

KLEINES KÜCHENLEXIKON

Biskotten	Löffelbiskuit
Cerealien	Frühstücksprodukte aus Getreide, z. B. Müsli und Cornflakes u. ä.
Einmach	Mehlschwitze
Faschiertes	Hackfleisch
Graham-weckerl	Nach Sylvester Graham benanntes Gebäck. Enthält Vollkorn-Schrot, oftmals mit Zusatz von Kleie. Aufgrund des vollwertigen, lockeren und trockenen Aufbaus besonders für die magenschonende Dauerkost geeignet. Kann durch gleichwertige Vollkornprodukte ersetzt werden.
Hülsenfrüchte	Zu den Hülsenfrüchten gehören u. a. Erbsen, Bohnen, Linsen, Kichererbsen und Sojabohnen. Sollten Hülsenfrüchte konsumiert werden, empfehlen wir eine Verabreichung in gut gekochter und pürierter Form.
Karfiol	Blumenkohl
Knödel	Klöße
Lauch	Porree
Lendrich-Verfahren (Dämpfen)	Beim Lendrich-Verfahren wird der Kaffee vor dem Rösten mit heißem Wasserdampf behandelt. Ziel ist eine Verringerung des Anteils der Chlorogensäuren (magenreizend) in den Kaffeebohnen.
Marillen	Aprikosen
Mehlspeise	süßes Dessert (meist Gebäck oder Kuchen)
Nockerl	Klößchen
Obers, Schlagobers	Sahne
Pide (auch Pita)	Pide ist ein von Südeuropa bis zum Nahen Osten verbreitetes, weiches Fladenbrot aus Hefeteig.
Schöberl	Suppeneinlage
Semmel	Brötchen, Weißbrot
Semmelbrösel	Paniermehl
Staubzucker	Puderzucker
Topfen	Quark
Vogerlsalat	Feldsalat
Wan-Tan	Wan-Tan sind ein Teiggericht der chinesischen Küche, ähnlich den italienischen Ravioli. Reisteig-Nudelblätter umhüllen eine schmackhafte Fülle. Im Rahmen einer Gastritis-Diät sollten Wan-Tan nur als Suppeneinlage verzehrt werden.
Weckerl	Brötchen
Zapfen	mageres Fleisch vom Knöpfel (= Keule, Rose, Hüfte)

GLOSSAR

Aufbaukost	Nach der Teepause bis zum weiteren Abklingen der Beschwerden.
Biopsie	(Zumeist kleine) Gewebeprobe. Wird zur Beurteilung der krankhaften Veränderungen des jeweiligen Organs entnommen.
Cortison	Hormon des menschlichen Körpers. Cortison oder ähnliche Substanzen werden meist wegen ihrer entzündungshemmenden Wirkung als Medikament eingesetzt. Eine hochdosierte oder lange andauernde Cortisonbehandlung hat oftmals unerwünschte Nebenwirkungen.
Dauerkost	Vollwertige Kost zur Schonung des Magens.
Entzündung	Reaktion des Körpers auf schädigende Einflüsse (Infektionen, Stress etc.). Eine Entzündung ist gekennzeichnet durch Rötung, Erwärmung, Schwellung, Schmerz und Einschränkung der Funktion des betroffenen Organs.
Enzym (früher: Ferment)	Enzyme sind Substanzen, die die Umwandlung von einem Stoff in einen anderen beschleunigen. So wird z. B. der Abbau von Stärke (Mehl, Kartoffel etc.) in einfachen Zucker durch Enzyme des Speichels ausgelöst.
Gastritis	Eine Entzündung der Magenschleimhaut.
Helicobacter pylori	Bakterium, das im Magen vorkommen kann. Eine H. pylori-Besiedelung ist mit Gastritis (Typ B) und Magen- sowie Zwölffingerdarmgeschwüren assoziiert. Eine chronische Infektion mit H. pylori ist ein Risikofaktor für die Entstehung von verschiedenen Krebsformen im Magen.
Magensäure	Magensäure besteht chemisch aus Salzsäure und wird von spezialisierten Zellen der Magenschleimhaut abgesondert.
Reflux	Zurückströmen des sauren Magensaftes in die Speiseröhre.
Säure	Säuren sind meist aggressive (reaktionsfreudige) chemische Verbindungen. Der Körper macht sich dieses Verhalten zur Bekämpfung von Bakterien und zur Zerlegung der Nahrungsbestandteile im Magen zunutze.
Teepause	1–3 Tage nach dem Gastritis-Schub. Aufnahme von Tee und wenig fester Nahrung.
Ulkus (Geschwür)	Substanzdefekt (umgangssprachlich: Loch) in einem Gewebe, z. B. Magen, Zwölffingerdarm etc.
Vitamin	Vitamine sind Stoffe, die bei bestimmten chemischen Reaktionen in der Zelle des menschlichen Körpers eine entscheidende Rolle spielen. Oft helfen sie Enzymen bei ihrer Arbeit. Da Vitamine meist nicht vom Körper produziert werden können, ist eine ausreichende Zufuhr über die Nahrung notwendig.

REZEPTÜBERSICHT

Kleine kalte und warme Speisen

Vegetarische Speisen

Fischspeisen

Fleischspeisen

Beilagen

Süßspeisen

maudrich.gesund essen bietet kompakte Bücher zur Ernährung bzw. Ernährungstherapie bei unterschiedlichen Krankheitsbildern.

Auf je etwa 140 Seiten finden Sie medizinische Hintergrundinfos, Ernährungshinweise und zahlreiche Tipps sowie einen großen Rezeptteil.

Jetzt im noch übersichtlicheren Layout!
----> Gut lesbarer Titel und charakteristisches Design
----> Register zur Orientierung
----> Einkaufslisten-App zu jedem neuen Band

So kommen Sie zur App:
----> FacultasApp gratis herunterladen
    erhältlich für iPhone, iPad und Android
----> *Ernährung bei Gastritis* öffnen
----> Lieblingsrezept auswählen für die
    Einkaufsliste unterwegs

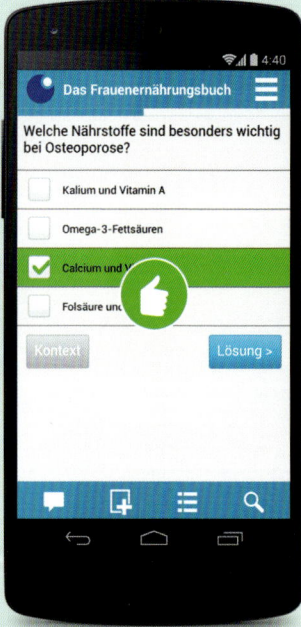

Google Play Store

Apple App Store